JN297195

写真でわかる
経鼻栄養チューブの挿入と管理
……「医療安全全国共同行動」の推奨対策を実践するために……

【監修】
富山福祉短期大学看護学科教授／春日部市立病院看護部顧問
山元 恵子

インターメディカ

まえがき

　私が、「経鼻栄養チューブの挿入と管理」とかかわり始めたのは、平成18年度厚生労働科学研究「ヒヤリ・ハットや事故事例の分析による医療安全対策ガイドライン作成に関する研究」でした。チューブ・カテーテルグループ（主任研究者：嶋森好子）に入り、「経鼻栄養チューブの調査・マニュアル作成」を報告しました。その当時、最終報告書に提言として、次の**5つのポイント**を盛り込みました。

1. 経鼻栄養チューブは、気管内などに誤挿入されることがある。報告によれば、それは0.2～2％の確率で起こる。
2. チューブ挿入時、気泡音聴診のみでの確認の結果、誤挿入に気づかなかった事例が多数報告されている。
3. チューブ挿入時の確認は、胃吸引液の確認をもって行う。
4. 吸引液の鑑別については、pH試験紙で検査し、pH5.5以下であれば確実に胃内に挿入されている。pH6以上の場合には、X線写真撮影を行い確認する。
5. 胃吸引液の確認を試み、吸引されなかった場合、X線写真撮影を行い確認する。

　しかしながら、「正しい安全な技術」として提示しても、臨床現場の医師や看護師がそれを実施し、普及するまでには至りませんでした。
　その理由としては、「教科書にはそのように書かれていない」「pH測定は教わったことがない」「経鼻栄養チューブの事故を経験していない」「胃液が引けない」などが挙げられ、必要性が十分理解されないと同時に、実施方法の具体性を示せなかったことが要因であったように感じています。
　それから間もなく、平成20年（2008年）5月17日、「医療安全全国共同行動」"いのちをまもるパートナーズ"キャンペーン／日本版100K Lives Campaign）に「行動目標3：危険手技の安全な実施 (a)経鼻栄養チューブ挿入時の位置確認の徹底」が盛り込まれたことがきっかけとなり、経鼻栄養チューブの安全について、さらに深くかかわるようになりました。
　「医療安全全国共同行動」のキャンペーンでは、職種や立場の壁を超え、医師、看護師、薬剤師、放射線技師、検査技師など、それぞれのプロフェッショナ

ルが経鼻栄養チューブ挿入の安全な実施のためにチームを組むことができました。そして、医療チームの一員として、時には在宅で、経鼻栄養チューブを使用している患者さんや家族も参加され、意見を聞くことができ、経鼻栄養チューブの挿入時の確認を再検討することができました。

　その結果、対策は1つのことだけを行っても、誤挿入を防ぐことはできないことがよくわかりました。いろいろな対策を組み合わせて、より安全性の高い技術となるまで引き上げていくこと、そのためには、複数の対策を実施することが有効であること、つまり、バンドルサイエンス（ゴムバンドのように束ねる）という理論に行き着きました。

　結論として、本書の章立てに示した手順で対策を実施することが必要だと考えています。

1．患者をアセスメントすること
2．適正な経鼻栄養チューブを使うこと
3．チューブの挿入技術を高めること
4．チューブ挿入後の管理・ケア、栄養剤の管理をしっかり行うこと
5．万一、誤挿入が発生したときは、速やかにその対応ができること

　これら一連のプロセスをふまえた経鼻栄養チューブの挿入と管理が大変重要であり、事故を防ぐことに寄与できると考えました。

　平成22年度の経鼻栄養チューブに関する死亡事故は、国内ではゼロになりました。そして、このバンドルサイエンスを多くの方々に理解していただき、広く普及するために、写真を盛り込み本書を作成しました。

　本書の作成にあたり、いつも励ましをいただきました、「医療安全全国共同行動」の総指揮者である東北大学教授・上原鳴夫先生、医療安全の発展のためにと制作を後押ししてくださったインターメディカの赤土正幸社長、小沢ひとみ編集長、撮影スタッフの方々、経鼻栄養チューブの製品情報やアンケートに快くお答えくださいました各メーカーの担当者の皆様方、そのほか多くの方々のご協力・ご支援を受け、本書を完成させることができましたことに心からの感謝を申し上げます。

平成23年 9月 吉日
山元　恵子

写真でわかる 経鼻栄養チューブの挿入と管理
……「医療安全全国共同行動」の推奨対策を実践するために……

CONTENTS

まえがき ……………………………………………………………… 2

CHAPTER ❶ ひと　患者アセスメント …………………… 6
- 栄養補給法の選択 ……………………………………… 8
- 患者特性の理解 ………………………………………… 9
- 薬剤服用とリスクアセスメント ……………………… 12
- 喉頭周辺の解剖と嚥下のしくみ ……………………… 15

CHAPTER ❷ もの　経鼻栄養チューブの基礎知識 ……… 18
- 経鼻栄養チューブを安全に取り扱うために ………… 20
- 栄養チューブと排出用チューブの違い ……………… 24
- 経鼻栄養チューブの製品情報 ………………………… 26
- 経鼻栄養チューブの選択 ……………………………… 36

CHAPTER ❸ わざ　経鼻栄養チューブの挿入 …………… 40
- 事前の確認 ……………………………………………… 42
- チューブ挿入前の準備 ………………………………… 43
- 経鼻栄養チューブの挿入 ……………………………… 45

CHAPTER ❹ ケア　経鼻栄養チューブ挿入後のケアと管理 … 58
- 経鼻栄養チューブの固定 ……………………………… 60
- 経腸栄養剤の注入 ……………………………………… 66
- 経腸栄養法の基礎知識 ………………………………… 73

CHAPTER ❺ 安全　トラブル対応と医療安全全国共同行動 … 76
- 経鼻栄養チューブ誤留置と合併症 …………………… 78
- 医療安全全国共同行動 ………………………………… 82

参考文献 ……………………………………………………………… 85

【監修】
山元　恵子　富山福祉短期大学看護学科 教授／春日部市立病院看護部 顧問

【執筆】

CHAPTER ❶ ひと
寺見　雅子　新横浜リハビリテーション病院 看護師長／摂食・嚥下障害看護認定看護師
風間　敏子　地域医療振興協会 台東区立台東病院 看護師長／医療安全管理者

CHAPTER ❷ もの
山元　恵子　富山福祉短期大学看護学科 教授／春日部市立病院看護部 顧問
須田喜代美　財団法人 竹田綜合病院 医療安全管理室 課長

CHAPTER ❸ わざ
山元　恵子　富山福祉短期大学看護学科 教授／春日部市立病院看護部 顧問
深谷真智子　神奈川県看護協会 医療安全対策課 課長

CHAPTER ❹ ケア
杉本こずえ　IMSグループ 新葛飾病院 医療安全対策室 セーフティーマネージャー
古橋　明美　春日部市立病院 皮膚・排泄ケア認定看護師 主任看護師
落合　博枝　春日部市立病院 NST専従看護師

CHAPTER ❺ 安全
藤盛　啓成　東北大学病院 医療安全推進室・乳腺内分泌外科 准教授
關　　良充　地域医療振興協会 東京北社会保険病院 放射線室長／医療安全管理室 副室長

【撮影協力施設】　テルモ メディカルプラネックス

【撮影・編集協力】
医療安全全国共同行動 "いのちをまもるパートナーズ"
行動目標3：危険手技の安全な実施「(a) 経鼻栄養チューブ挿入時の位置確認の徹底」チーム

上原　鳴夫　東北大学大学院医学系研究科 国際保健学 教授
坂口　美佐　金沢大学附属病院 麻酔科蘇生科 特任准教授
西山耕一郎　西山耳鼻咽喉科医院 院長
大堀　　徹　財団法人 竹田綜合病院 薬剤科 室長
谷口　　聡　地域医療振興協会 東京北社会保険病院 薬剤室 室長
大場　倫子　筑波記念会 筑波記念病院 主任看護師
芥川友紀恵　東京女子医科大学 看護専門学校 専任教員
星野　早苗　テルモ株式会社 ホスピタルカンパニー クリニカルサポートチーム 部長
久津間圭一　テルモ株式会社 ホスピタルカンパニー 基盤医療器グループ 主任

【経鼻栄養チューブ 製品情報提供】
株式会社ジェイ・エム・エス
日本シャーウッド株式会社
株式会社イズモヘルス
株式会社トップ
株式会社カネカメディックス
クリエートメディック株式会社
株式会社サミック・インターナショナル
株式会社パルメディカル
株式会社ジェイエスエス
ニプロ株式会社
富士システムズ株式会社
アトムメディカル株式会社
テルモ株式会社

CHAPTER 1 ひと
患者アセスメント

人は口から食事を摂取するのが自然な営みであるが、
何らかの障害・機能低下により経口摂取が困難になると、
経腸栄養もしくは静脈栄養が必要となる。
経腸栄養を行う患者に、経鼻栄養チューブを安全に挿入するためには、
患者の特性を理解し、咽頭・喉頭の解剖、嚥下のしくみを
よく知ることが大切である。

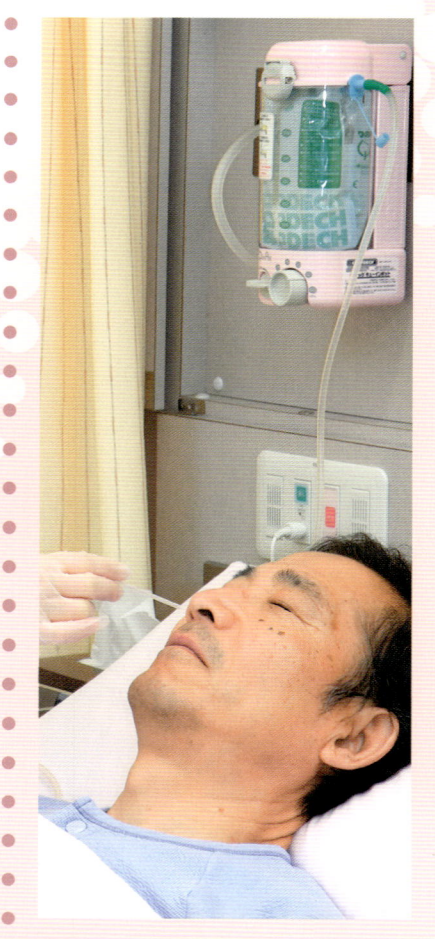

患者特性の理解

栄養補給法の選択

薬剤服用とリスクアセスメント

喉頭周辺の解剖、嚥下のしくみ

患者の特性
- 意識状態
- 嚥下機能
- 呼吸機能
- 薬剤服用

POINT

- 栄養補給法の選択基準を理解する
- 経鼻栄養チューブを挿入する患者の特性を識別する
- 経鼻栄養チューブ誤挿入のハイリスク群を識別する
- チューブ誤挿入のリスクを高める薬剤の服用に注意する
- 喉頭周辺の解剖、嚥下のしくみを理解する

CHAPTER 1

栄養補給法の選択

患者にとっての栄養補給は、体内にエネルギーを取り入れ、
病気の回復を助ける重要な役割がある。
人は口から食物を摂取して栄養を補給するが、経口摂取ができない場合や
消化管機能に障害がある場合は、
患者の状態に適した栄養補給法を検討することになる。
一般に病院では、栄養サポートチーム（NST）が患者の栄養評価を行い、
消化管機能がある場合は経腸栄養、消化管機能がない場合は
静脈栄養が選択される。

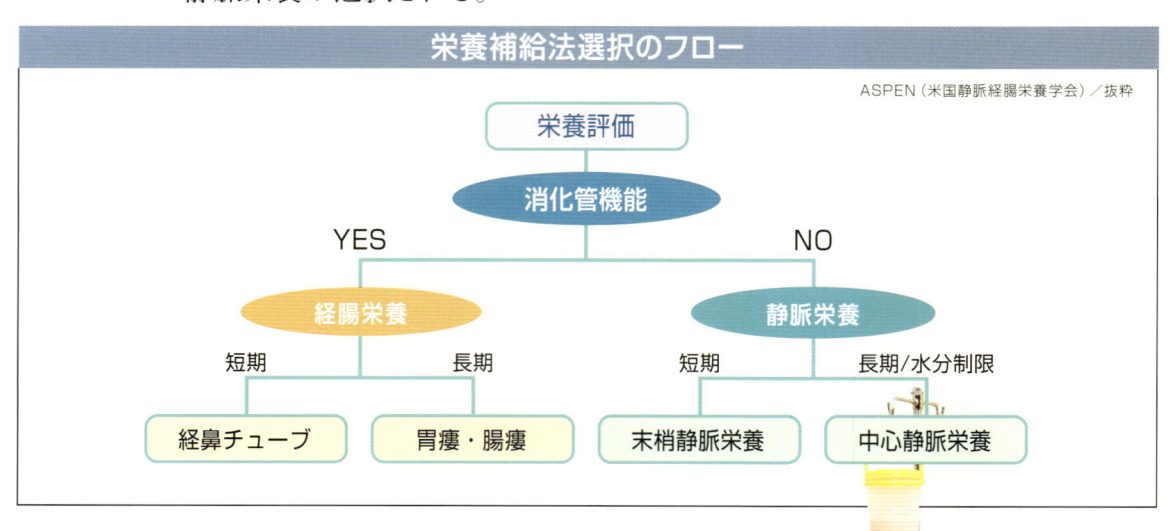

栄養補給法選択のフロー

ASPEN（米国静脈経腸栄養学会）／抜粋

```
栄養評価
  │
消化管機能
  ├── YES ──── 経腸栄養
  │              ├── 短期 ── 経鼻チューブ
  │              └── 長期 ── 胃瘻・腸瘻
  └── NO ───── 静脈栄養
                 ├── 短期 ── 末梢静脈栄養
                 └── 長期/水分制限 ── 中心静脈栄養
```

選択基準　消化管機能は？　栄養補給の期間は？

患者に栄養・水分補給が必要となり、経腸栄養を実施する場合は、次のような手順で進める。

❶ 消化管を使うことが可能かどうか、臨床所見・状態から判断する。

❷ 消化管が使える場合は、経腸的アプローチを選択する。

❸ 短期（4週間以内）なら経鼻栄養チューブ、長期（4～6週間以上）なら胃瘻・腸瘻を造設する。

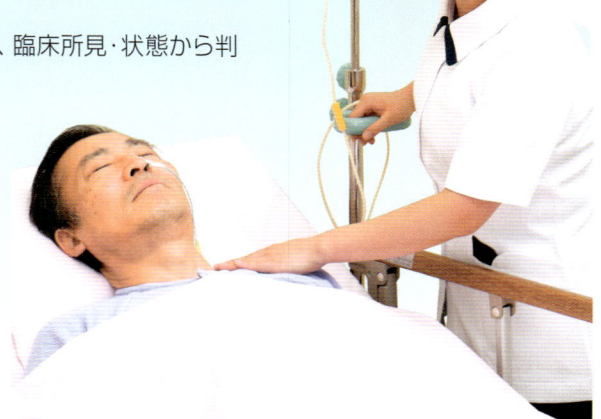

患者特性の理解

経鼻栄養チューブの適応となる患者の特性、誤挿入が発生しやすい患者側の要因を認識したうえで、チューブの挿入を行うことが大切である。
意識障害・嚥下障害など、経鼻栄養チューブ挿入の適応となる条件は、同時に誤挿入のリスク要因でもある。このため、患者の日常を十分に観察し、その患者の特性を理解しておくことが必要である。

経鼻胃チューブの適応

経鼻栄養チューブの適応となる患者の特性を識別

経鼻胃チューブには、「入れる」と「出す」という2つの異なる役割がある。「入れる役割」を担うのが経鼻栄養チューブであり、「出す役割」を果たすのが排出用チューブである。意識障害・嚥下障害・鎮静中の患者で、消化・吸収・排泄機能が正常である場合は、口から胃まで食物を「入れる」目的で経鼻栄養チューブが用いられる。

一方、口から胃までの能力は正常であるものの、消化・吸収・排泄能力が機能していない場合は、消化液などを「出す」目的で排出用チューブが用いられる。

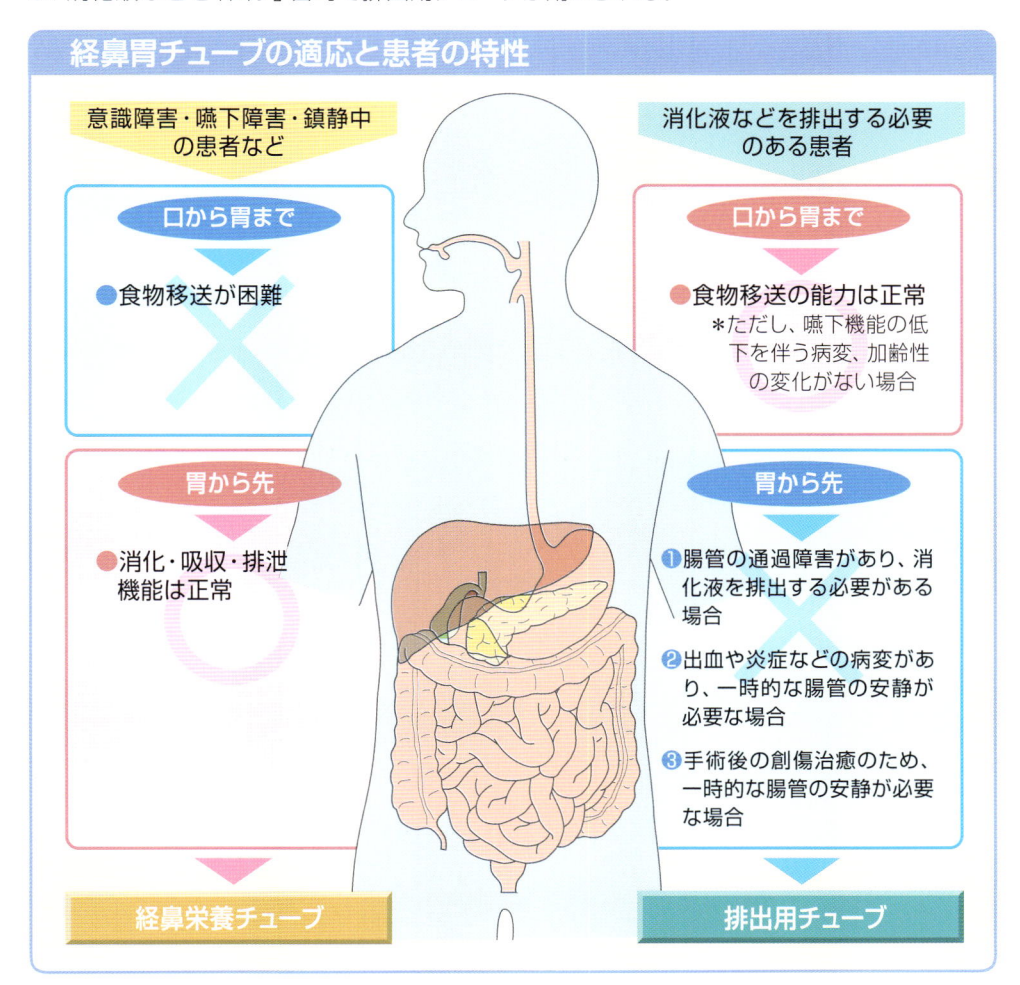

経鼻胃チューブの適応と患者の特性

意識障害・嚥下障害・鎮静中の患者など

口から胃まで
- 食物移送が困難 ✗

胃から先
- 消化・吸収・排泄機能は正常 ○

→ 経鼻栄養チューブ

消化液などを排出する必要のある患者

口から胃まで
- 食物移送の能力は正常
  *ただし、嚥下機能の低下を伴う病変、加齢性の変化がない場合

胃から先 ✗
1. 腸管の通過障害があり、消化液を排出する必要がある場合
2. 出血や炎症などの病変があり、一時的な腸管の安静が必要な場合
3. 手術後の創傷治癒のため、一時的な腸管の安静が必要な場合

→ 排出用チューブ

CHAPTER 1

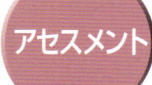

アセスメント　意識状態、嚥下機能、呼吸機能、薬剤服用がポイント

経鼻栄養チューブ挿入にあたっては、①全身状態、②栄養状態、③意識障害の有無と程度、④嚥下機能・呼吸機能、⑤鎮静薬服用の有無、⑥抗凝固薬・抗血小板薬服用の有無を確認する。そのほか、経鼻栄養チューブ挿入の適応となるさまざまな特性に留意する。

経鼻栄養チューブ挿入の適応

- 意識障害や呼吸障害がある場合、気管内挿管をしている場合
- 何らかの理由により嚥下障害がある場合
- 先天的・後天的な循環器・呼吸器疾患などにより、衰弱・疲労が激しい場合
- 上部消化管の通過障害や奇形のある場合
- 上部消化管の手術後
- 口腔内の疾患、口腔外科手術後
- 中咽頭から下咽頭にかけての手術後
- 顔面・頸部の外傷・熱傷がある場合
- 拒食症などにより食物を拒否する場合

【小児】
- 吸啜・咀嚼・嚥下機能が不十分（口蓋裂・口唇裂・開口障害）な場合
- 治療上、確実な内服薬投与が必要な場合

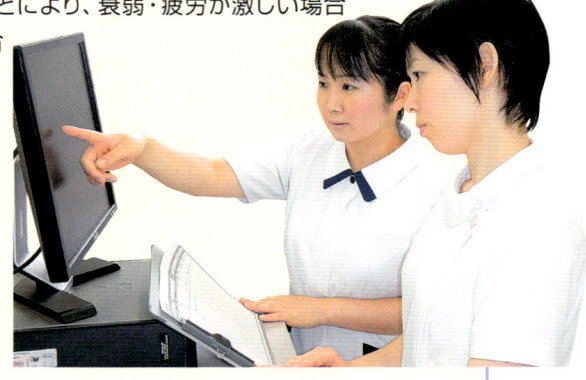

ハイリスク　経鼻栄養チューブ誤挿入のハイリスク群とは

経鼻栄養チューブ誤挿入のハイリスク群とは、誤挿入の発生要因を満たす患者である。この要因には、「食道に入りにくい」と「誤って気管に挿入しても、出すしくみが働かない」という2つがある。
「食道に入りにくい」とは、嚥下反射が起こりにくいか、起こっても弱く、食道入口部が開きにくい場合である。
「出すしくみが働かない」とは、咳嗽反射が起こらないか、起こっても弱く、十分に出すことができない場合である。
嚥下機能評価が適正に行われた、経鼻栄養チューブの適応となる患者の多くが、チューブ誤挿入のハイリスク群であることに留意する必要がある。

経鼻栄養チューブ誤挿入のハイリスク群

食道に入りにくい
- 咽頭知覚の低下により、嚥下反射が起こりにくい
- 咽頭及び喉頭の運動機能の低下により、嚥下反射が起こりにくい
- 重度の意識障害により、嚥下反射自体が消失している
- 意識や認知の問題により、随意的な嚥下ができない

誤って気管に挿入しても、出すしくみが働かない
- 喉頭や気管の知覚低下により、咳嗽反射が起こりにくい
- 声帯や横隔膜、呼吸関連筋などの運動機能低下により、十分な喀出力が得られない
- 重度の意識障害により、咳嗽反射自体が消失している

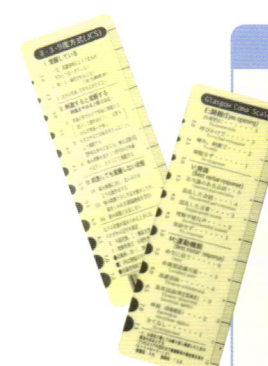

患者アセスメント

日常の観察 — 日常的なケアの中から、ハイリスク群を識別

ハイリスク患者への経鼻栄養チューブ挿入にあたっては、患者の特性を観察する力、チューブ特性への理解、さらに高度な挿入技術が求められる。

看護師は、日常ケアの中でハイリスク群を識別し、患者の特性を見極める。

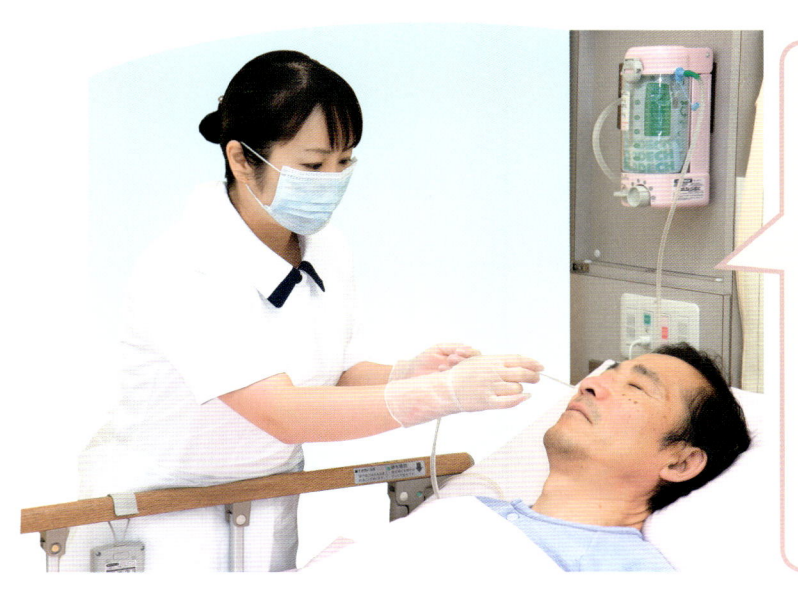

POINT 日常ケアにおけるハイリスク群の識別

- 鼻から吸引を行っても、苦痛の表情がない→**重度の意識障害**
- 鼻から吸引を行っても、「オエッ」とならない→**咽頭反射の消失**
- 鼻から吸引を行っても、咳が出ない→**咳嗽反射の減弱**
- 鼻から吸引を行っても、チューブ刺激で「ゴックン」という反射が起こらない→**嚥下反射の減弱**
- 唾液が飲み込めず、常に流涎がある→**嚥下反射の減弱**

説明と同意 — チューブ挿入の必要性とリスクを説明

経鼻栄養チューブの挿入が決まったら、医師により、チューブ挿入の必要性とリスクを患者・家族に説明し、同意を得る。

経管栄養法は治療行為であり、処置・検査と同様に、患者・家族の承諾書が必要である。

CHAPTER 1

薬剤服用とリスクアセスメント

治療・手術、症状の緩和のために用いられる薬剤の中には、咳嗽反射や嚥下機能を低下させ、経鼻栄養チューブ誤挿入のリスクを高めるものがある。
また、制酸薬のように、チューブ位置の確認のためのpH測定に影響を及ぼす薬剤もある。経鼻栄養チューブ挿入にあたっては、誤挿入のリスクを高める作用を持つ薬剤が用いられているかどうかに留意する。

薬剤服用と経鼻栄養チューブ誤挿入のリスク

鎮咳薬

喉頭に機械的刺激、化学的刺激、伸展刺激などが加わると、延髄の咳中枢に伝えられ、咳嗽反射が起こる。鎮咳薬はこの働きを抑制するため、チューブを気道に誤挿入しても、咳嗽反射が起こりにくくなる可能性がある。

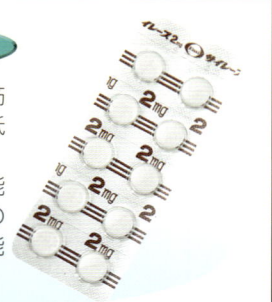

抗血栓薬

抗血栓薬にはヘパリン、抗凝固薬、抗トロンビン薬、抗血小板薬、血栓溶解薬などがあり、脳梗塞、心筋梗塞、肺塞栓症などの動脈血栓に使用される。いずれの薬剤を使用している場合も、チューブ挿入時には出血のリスクが増加する。

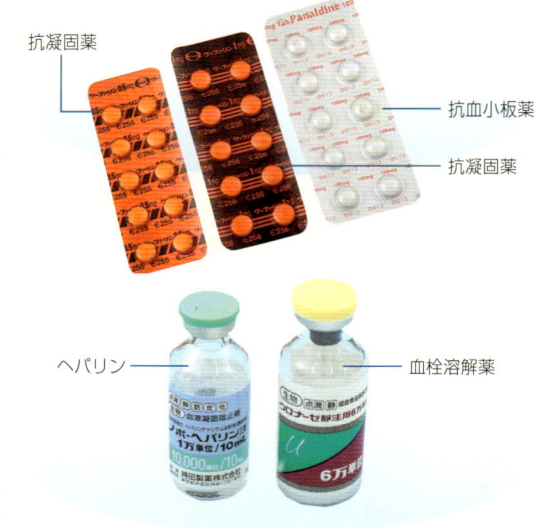

抗凝固薬
抗血小板薬
抗凝固薬
ヘパリン
血栓溶解薬

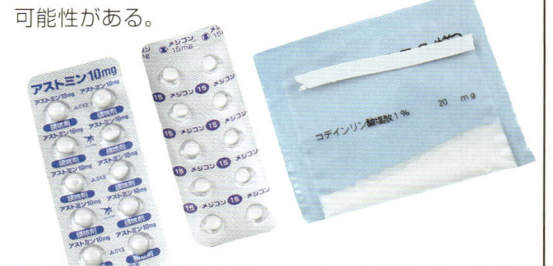

睡眠薬

睡眠薬の副作用として、筋肉の弛緩、認知機能の低下、呼吸抑制などがある。チューブ挿入時に嚥下機能が低下したり、随意嚥下の指示に従いにくくなる可能性がある。

全身麻酔薬

全身麻酔は、鎮静（意識消失）、鎮痛、筋弛緩（不動化）、有害反射除去の4要素からなる。そのため、嚥下機能の低下、咳嗽反射の低下が起こることが予測される。

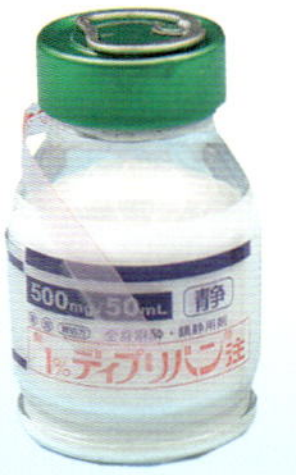

消化性潰瘍治療薬

消化性潰瘍治療薬の中には、胃酸の分泌を抑制したり、薬剤や胃酸を中和する作用を持つものがある。これらを使用している場合は、経鼻栄養チューブの留置位置を確認するpHチェックが困難となる。

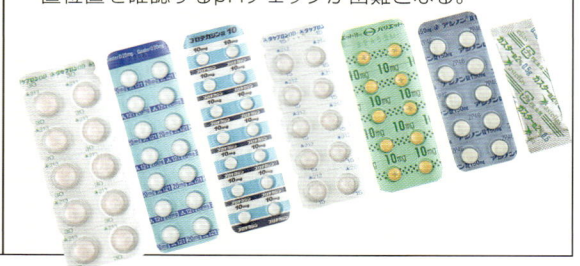

患者アセスメント

経鼻栄養チューブの挿入と管理に影響のある主な薬剤（1）

薬効分類	一般名		商品例
H$_2$受容体拮抗薬	シメチジン	内	タガメット細粒20%／タガメット錠200mg
	ニザチジン	内	アシノン錠75mg、150mg
	ファモチジン	内	ガスター散2%／ガスターD錠10mg、20mg
	ラニチジン塩酸塩	内	ザンタック錠75、150
	ロキサチジン酢酸エステル塩酸塩	内	アルタットカプセル37.5、75
プロトンポンプ阻害薬（PPI）	ラベプラゾールナトリウム	内	パリエット錠10mg、20mg
	ランソプラゾール	内	タケプロンOD錠15、30
	オメプラゾール	内	オメプラール錠10、20
鎮咳薬	エフェドリン塩酸塩	内	塩酸エフェドリン散10%「ホエイ」
		注	エフェドリン「ナガヰ」注射液40mg
	dl-メチルエフェドリン塩酸塩	内	メチルエフェドリン散10%「フソー」
		注	メチルエフェドリン注40mg「フソー」
	デキストロメトルファン臭化水素酸塩水和物	内	メジコン錠15mg
	クロペラスチン	内	フスタゾール糖衣錠／フスタゾール散10%／小児用フスタゾール錠
	ベンプロペリンリン酸塩	内	フラベリック錠20mg
	コデインリン酸塩水和物	内	リン酸コデイン錠
	ジヒドロコデインリン酸塩	内	リン酸ジヒドロコデイン散1%
	エプラジノン塩酸塩	内	レスプレン錠20mg
	チペピジンヒベンズ酸塩	内	アスベリン散10%／アスベリン錠20
気管支拡張薬 喘息治療薬	アミノフィリン水和物	注	ネオフィリン注250mg
	フェノテロール臭化水素酸塩	外	ベロテックエロゾル100
	オルシプレナリン硫酸塩	外	アロテック吸入液2%
		注	アロテック注0.5mg
	テオフィリン	内	ユニフィルLA錠200mg
		内	テオドール錠100mg／テオドールドライシロップ20%
	サルブタモール硫酸塩	内	ベネトリン錠2mg
		外	サルタノールインヘラー100μg／ベネトリン吸入液0.5%
	クレンブテロール塩酸塩	内	スピロペント顆粒／スピロペント錠
	ツロブテロール	内	ホクナリン錠1mg／ベラチン錠1mg
		外	ホクナリンテープ0.5mg、2mg
	トリメトキノール塩酸塩水和物	内	イノリン散1%／イノリン錠3mg／イノリンシロップ0.1%
		外	イノリン吸入液0.5%
	プロカテロール塩酸塩水和物	内	メプチン錠50μg／メプチンシロップ5μg/mL／メプチンドライシロップ0.005%
		外	メプチン吸入液0.01%／メプチンエアー10μg／メプチンクリックヘラー10μg
	マブテロール塩酸塩	内	ブロンコリン錠25
	ホルモテロールフマル酸塩水和物	内	アトック錠40μg／アトックドライシロップ40μg
	テルブタリン硫酸塩	注	ブリカニール皮下注0.2mg
	サルメテロールキシナホ酸塩	外	セレベント50ロタディスク／セレベント50ディスカス
	イプラトロピウム臭化物水和物	外	アトロベントエロゾル20μg
	オキシトロピウム臭化物	外	テルシガンエロゾル100μg
	チオトロピウム臭化物水和物	外	スピリーバ吸入用カプセル18μg
	クロモグリク酸ナトリウム	外	インタール吸入液
催眠鎮静薬 抗不安薬	エスタゾラム	内	ユーロジン2mg錠
	フルラゼパム塩酸塩	内	ベノジールカプセル10
	オキサゾラム	内	セレナール散10%／セレナール錠10
	クロキサゾラム	内	セパゾン散1%／セパゾン錠1
	クロラゼプ酸ニカリウム	内	メンドン7.5mg

（次頁へ続く）

CHAPTER 1

経鼻栄養チューブの挿入と管理に影響のある主な薬剤（2）

薬効分類	一般名		商品例
催眠鎮静薬 抗不安薬	クロルジアゼポキシド	内	コントール散1%/5、10mgコントール錠/バランス錠5、10mg
	ジアゼパム	内	2mgセルシン錠/5mgセルシン錠/セルシン散1%
		注	セルシン注射液10mg
	トリアゾラム	内	ハルシオン0.125mg錠、0.25mg錠
	フルニトラゼパム	内	サイレース錠1mg、2mg
		注	サイレース静注2mg
	ブロチゾラム	内	レンドルミンD錠0.25mg
	ブロマゼパム	内	レキソタン錠2
		外	セニラン坐剤3
	メキサゾラム	内	メレックス錠1mg
	メダゼパム	内	レスミット錠5
	ロラゼパム	内	ワイパックス錠0.5、1.0
	ロルメタゼパム	内	エバミール錠1.0
	フェノバルビタール	内	フェノバール散10%/フェノバール錠30mg/フェノバールエリキシル0.4%
		注	フェノバール注射液100mg
		外	ルピアール坐剤25、50
	ペントバルビタール	内	ラボナ錠50mg
	ゾルピデム酒石酸塩	内	マイスリー錠5mg
	ゾピクロン	内	アモバン錠7.5
	トリクロホスナトリウム	内	トリクロリールシロップ10%
	ミダゾラム	注	ドルミカム注射液10mg
全身麻酔薬	チアミラールナトリウム	注	イソゾール注用0.5g
	チオペンタールナトリウム	注	ラボナール注用0.5g
	ケタミン塩酸塩	注	ケタラール静注用200mg/ケタラール筋注用500mg
	ドロペリドール	注	ドロレプタン注射液25mg
	プロポフォール	注	1%ディプリバン注—キット
	ハロタン	外	フローセン
	イソフルラン	外	フォーレン
	セボフルラン	外	セボフレン
抗血栓薬 （血液凝固阻止薬）	ワルファリンカリウム	内	ワーファリン錠1mg
	エノキサパリンナトリウム	注	クレキサン皮下注キット2000IU
	ダルテパリンナトリウム	注	フラグミン静注5000
	ヘパリンナトリウム	注	ヘパリンナトリウム注1万単位/10mL「味の素」/ヘパフラッシュ100単位/mLシリンジ10mL
	フォンダパリヌクスナトリウム	注	アリクストラ皮下注1.5mg、2.5mg
	ダナパロイドナトリウム	注	オルガラン注
血栓溶解薬	ウロキナーゼ	注	ウロナーゼ静注用6万単位
抗トロンビン薬	アルガトロバン水和物	注	スロンノンHI注10mg/2mL/ノバスタンHI注10mg/2mL
血小板凝集抑制薬 及び主作用として 血小板凝集抑制作用 のある薬剤	オザグレルナトリウム	注	カタクロット注射液20、40mg/キサンボンS注射液20、40mg
	アスピリン	内	アスピリン「ホエイ」
	チクロピジン塩酸塩	内	パナルジン錠/パナルジン細粒10%
	硫酸クロピドグレル	内	プラビックス錠25mg、75mg
	イコサペント酸エチル	内	エパデールS900
	サルポグレラート塩酸塩	内	アンプラーグ細粒10%/アンプラーグ錠100mg
	シロスタゾール	内	プレタール散20%/プレタール錠50mg、100mg
	ベラプロストナトリウム	内	ドルナー錠20μg/プロサイリン錠20
	リマプロスト　アルファデクス	内	オパルモン錠5μg/プロレナール錠5μg
	ジピリダモール	内	ペルサンチン錠25mg/ペルサンチン—Lカプセル150mg
	ジラゼプ塩酸塩水和物	内	コメリアンコーワ錠50

患者アセスメント

喉頭周辺の解剖と嚥下のしくみ

CHAPTER ❶ ひと──患者アセスメント

経鼻栄養チューブを安全に挿入するには、喉頭周辺の解剖、嚥下と呼吸のしくみ、嚥下反射と気道防御のしくみを理解する必要がある。気管への誤挿入を避けつつ、嚥下の瞬間に弛緩する食道の入口へチューブを挿入するには、高度な技術と観察力が求められる。

喉頭周辺の解剖

通常時、気道は開放され、食道は閉鎖している

咽喉頭部では、呼吸をするために通常時、気道は開放され、括約筋により食道は閉鎖している。喉頭は気管の入口にあり、嚥下の瞬間に喉頭蓋が倒れ、気道の入口を閉鎖（喉頭閉鎖）する。同時に食道の入口が弛緩し（食道入口部弛緩）、飲食物は左右の梨状陥凹を通過して、食道から胃へと運ばれていく。

経鼻栄養チューブは、開放している気道ではなく、嚥下の一瞬に弛緩する食道に挿入するため、高度な技術を必要とすることが理解できる。

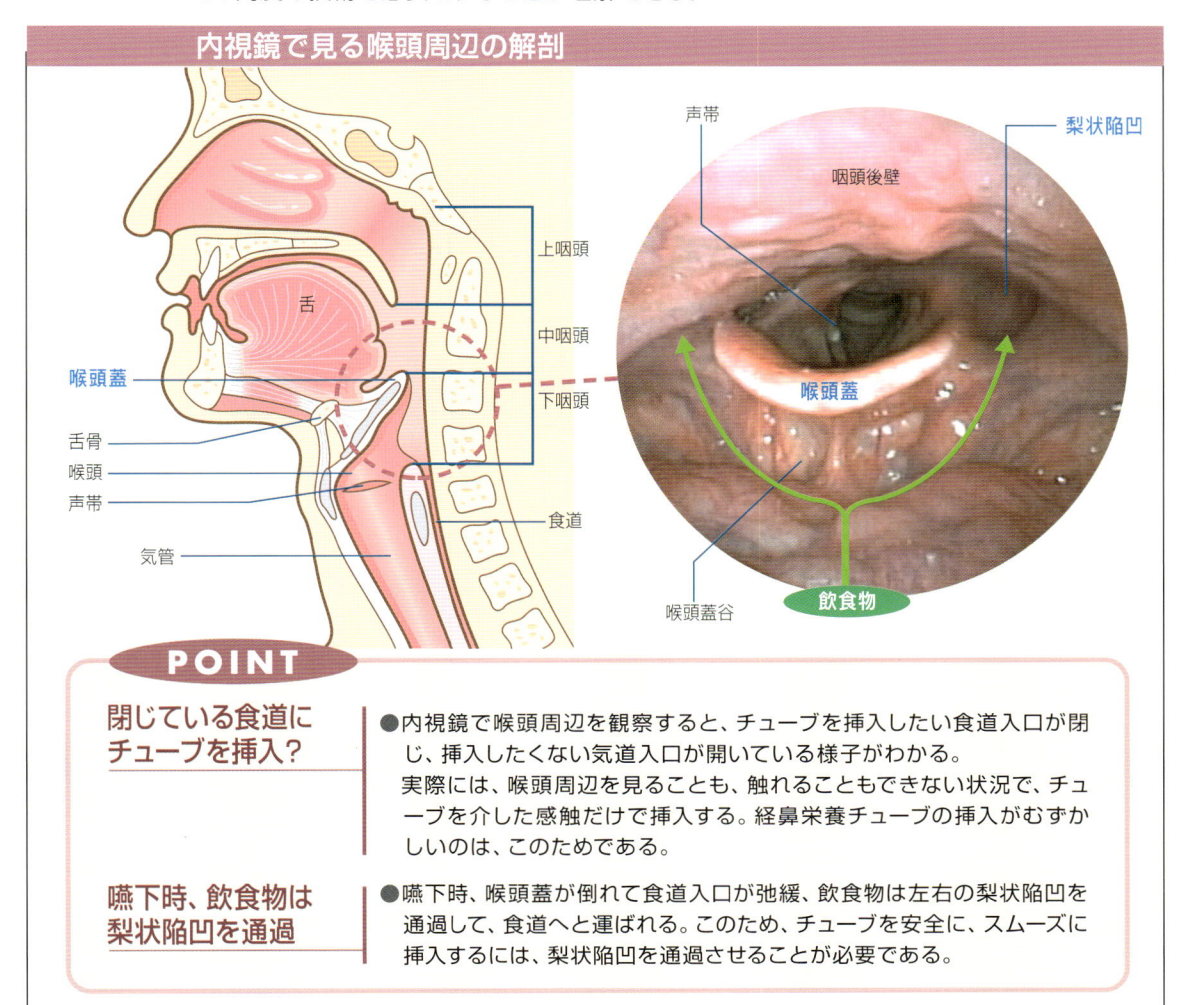

内視鏡で見る喉頭周辺の解剖

（図中ラベル：舌、喉頭蓋、舌骨、喉頭、声帯、気管、上咽頭、中咽頭、下咽頭、食道、声帯、咽頭後壁、梨状陥凹、喉頭蓋、喉頭蓋谷、飲食物）

POINT

閉じている食道にチューブを挿入？
- 内視鏡で喉頭周辺を観察すると、チューブを挿入したい食道入口が閉じ、挿入したくない気道入口が開いている様子がわかる。
実際には、喉頭周辺を見ることも、触れることもできない状況で、チューブを介した感触だけで挿入する。経鼻栄養チューブの挿入がむずかしいのは、このためである。

嚥下時、飲食物は梨状陥凹を通過
- 嚥下時、喉頭蓋が倒れて食道入口が弛緩、飲食物は左右の梨状陥凹を通過して、食道へと運ばれる。このため、チューブを安全に、スムーズに挿入するには、梨状陥凹を通過させることが必要である。

CHAPTER 1

嚥下のしくみ

喉頭が閉鎖し、食道入口部が弛緩して嚥下が起こる

口腔から咽頭に食塊が送り込まれると、鼻咽腔、喉頭、声帯が閉鎖して気道防御が起こり、食道入口部が弛緩して食物が消化管へと送り込まれる。

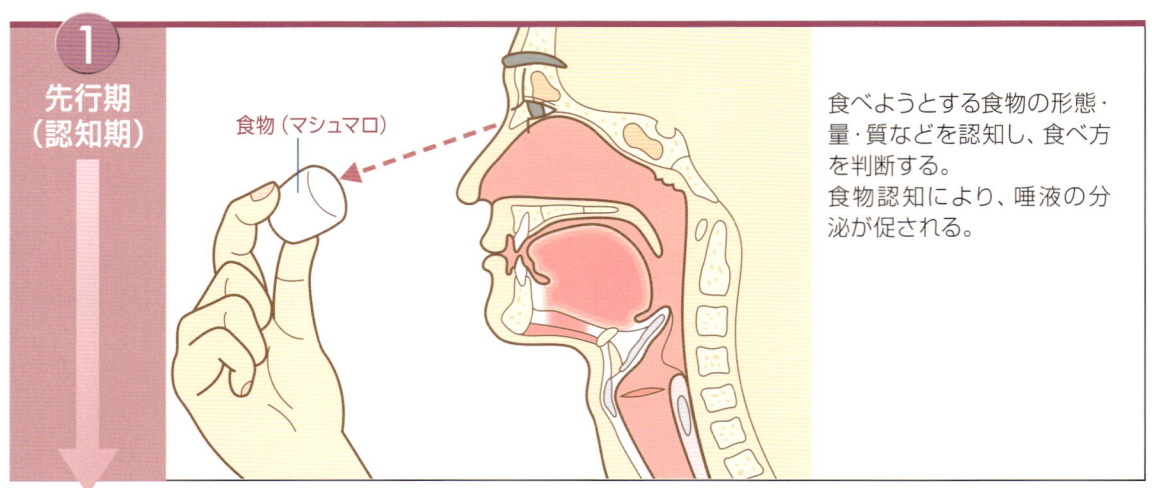

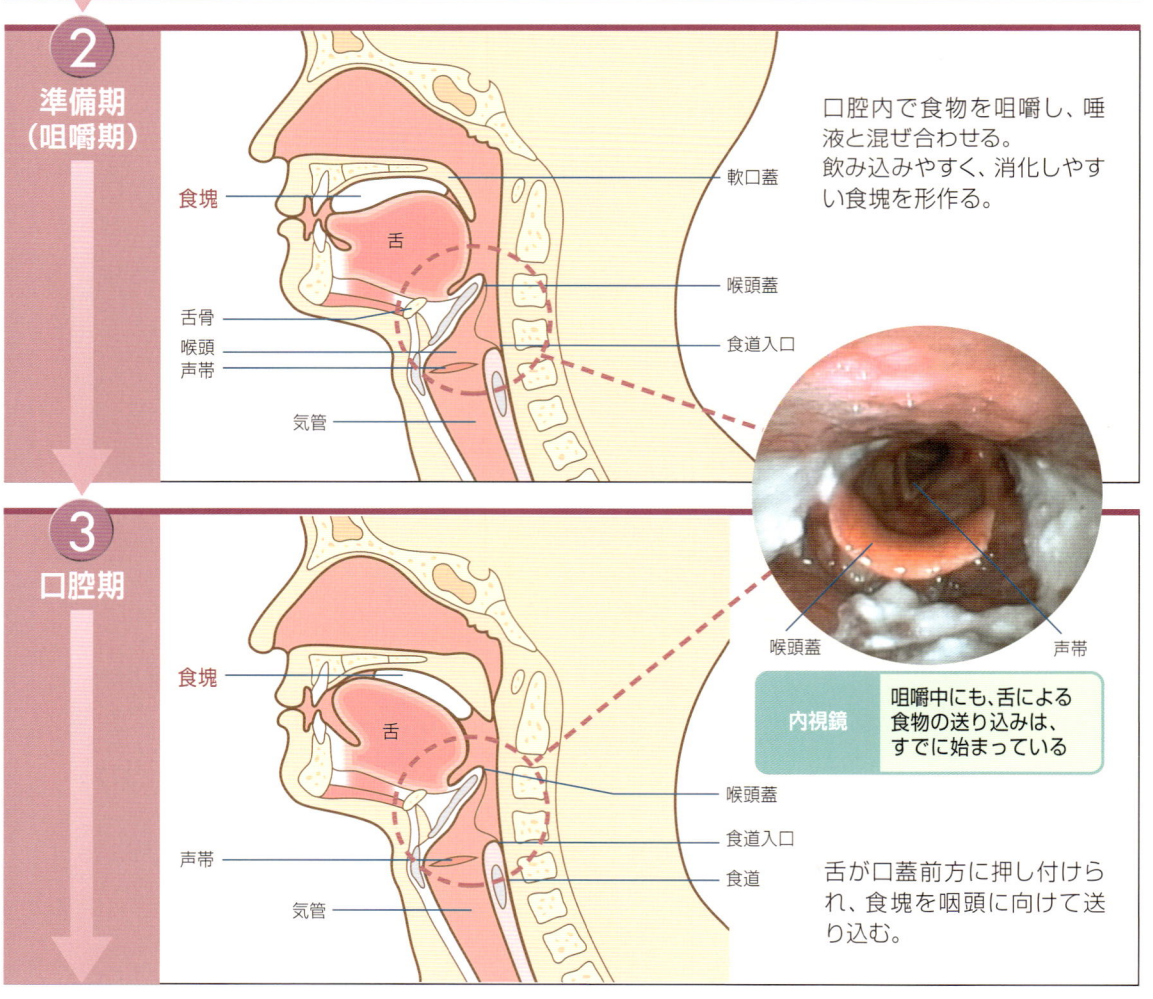

① 先行期（認知期）

食物（マシュマロ）

食べようとする食物の形態・量・質などを認知し、食べ方を判断する。
食物認知により、唾液の分泌が促される。

② 準備期（咀嚼期）

食塊／軟口蓋／舌／喉頭蓋／舌骨／喉頭／声帯／食道入口／気管

口腔内で食物を咀嚼し、唾液と混ぜ合わせる。
飲み込みやすく、消化しやすい食塊を形作る。

③ 口腔期

食塊／舌／喉頭蓋／声帯／食道入口／食道／気管

内視鏡：喉頭蓋／声帯

咀嚼中にも、舌による食物の送り込みは、すでに始まっている

舌が口蓋前方に押し付けられ、食塊を咽頭に向けて送り込む。

4 咽頭期

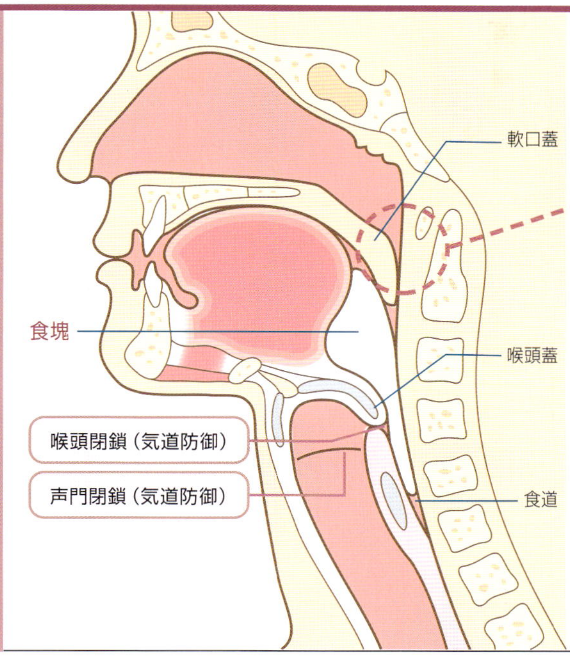
軟口蓋
食塊
喉頭蓋
喉頭閉鎖（気道防御）
声門閉鎖（気道防御）
食道

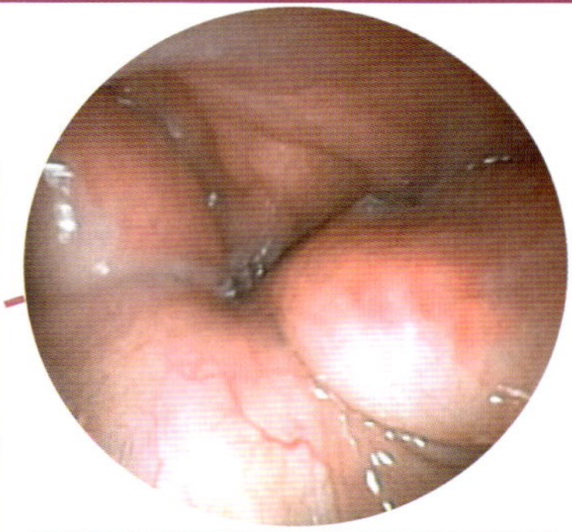

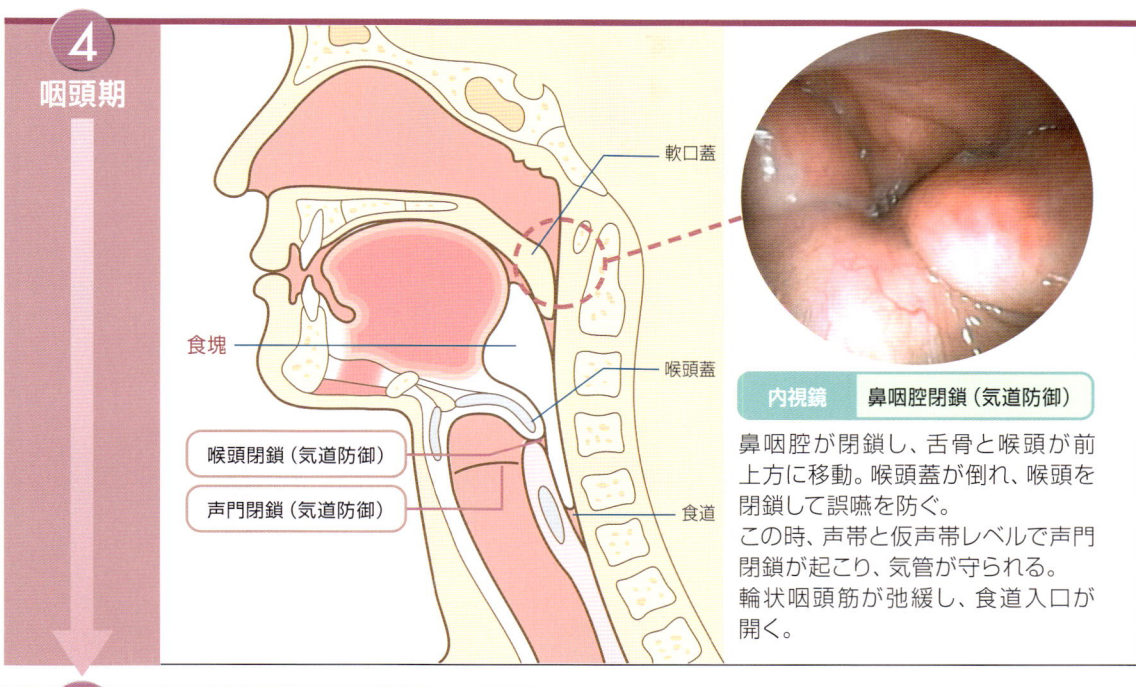

内視鏡　鼻咽腔閉鎖（気道防御）

鼻咽腔が閉鎖し、舌骨と喉頭が前上方に移動。喉頭蓋が倒れ、喉頭を閉鎖して誤嚥を防ぐ。
この時、声帯と仮声帯レベルで声門閉鎖が起こり、気管が守られる。
輪状咽頭筋が弛緩し、食道入口が開く。

5 食道期

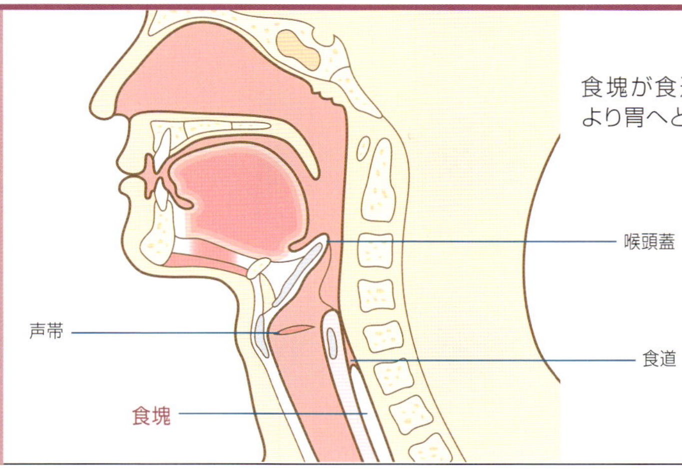
喉頭蓋
声帯
食道
食塊

食塊が食道入口から、蠕動運動により胃へと運ばれていく。

STUDYING

誤嚥と喉頭侵入

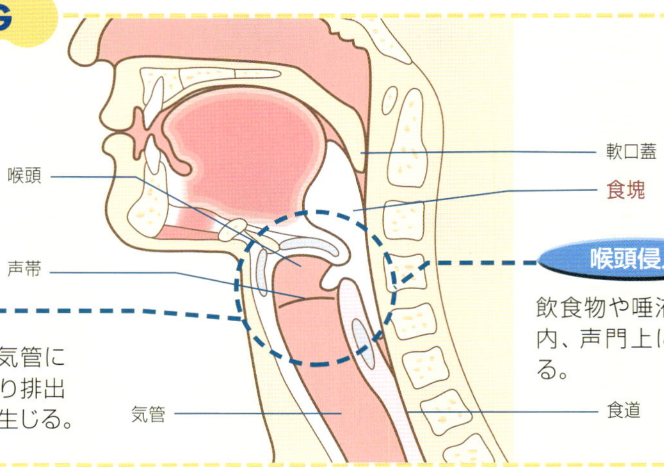
喉頭
声帯
気管
軟口蓋
食塊
食道

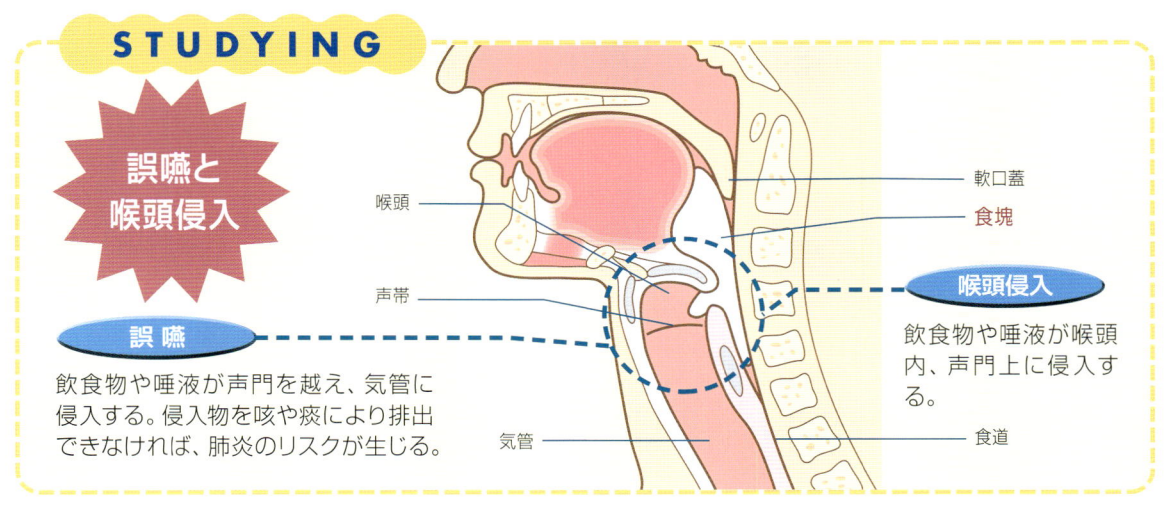

誤嚥

飲食物や唾液が声門を越え、気管に侵入する。侵入物を咳や痰により排出できなければ、肺炎のリスクが生じる。

喉頭侵入

飲食物や唾液が喉頭内、声門上に侵入する。

CHAPTER 2 もの

経鼻栄養チューブの基礎知識

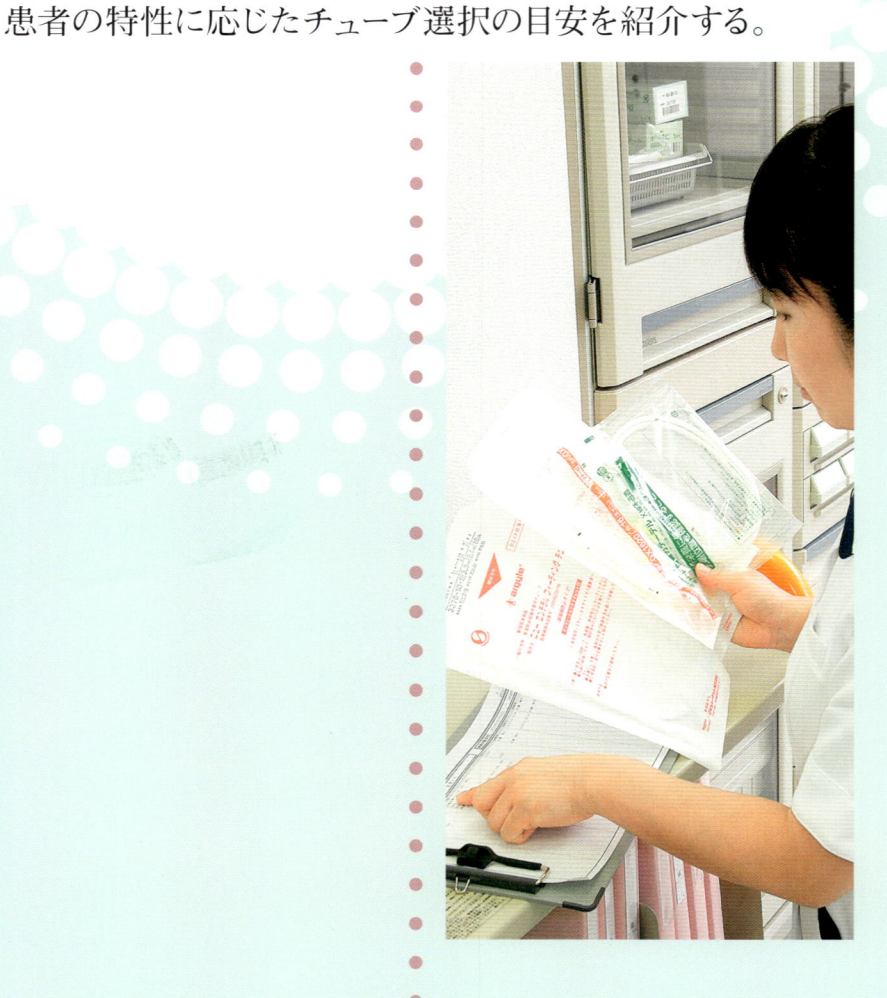

経鼻栄養チューブの挿入と管理を適正に実施するためには、
国内で販売されている経鼻チューブの特徴を知り、患者の特性、
疾患・治療目的、チューブ挿入者の技術に応じた製品を選択する必要がある。
本章では、経鼻栄養チューブを適正に選択するための比較項目を明確にし、
一般的なチューブ選択の条件とともに、
患者の特性に応じたチューブ選択の目安を紹介する。

- 経鼻栄養チューブの選択
  - 一般的な選択の条件
  - 患者の特性に応じた選択の目安
- 関連する用語
  添付文書
  安全管理者
- 栄養チューブと排出用チューブの違い
- 経鼻栄養チューブの製品情報
- 経鼻栄養チューブの選択

POINT

- 経鼻栄養チューブに関連する用語を理解する
- 経鼻栄養チューブを取り扱う前に、必ず添付文書を確認する
- 経鼻栄養チューブに不具合を発見した場合は、医療機器安全管理責任者に届け出る
- 栄養チューブと排出用チューブの違いを理解する
- 国内で販売されている経鼻栄養チューブの特徴、製品情報をチェックする
- 一般的なチューブ選択の条件に、患者の特性に応じた条件を加え、適正なチューブを選択する

CHAPTER 2

経鼻栄養チューブを安全に取り扱うために

国内で販売されている経鼻栄養チューブは、多種多様である。
チューブを安全に挿入し、管理するためには、関連する用語の理解、添付文書の確認、各施設における医療機器安全管理責任者との連携が必要である。

用語の理解

チューブを安全に取り扱うには、用語の理解が必須！

経鼻栄養チューブは、多種多様な機能を備えている。その特徴を理解し、患者に応じて使いこなすためには、まずはチューブ関連の用語を理解し、整理しておく必要がある。

☞……チューブとカテーテル、ドレーンの違いは？

チューブとは

- チューブは、体の外側と内側をつなぐ丸型の管の総称である。
- チューブという呼称のほか、用途によってはカテーテル、ドレーンと呼ばれる場合もある。
- 日本では、チューブ、カテーテルの呼称の使い分けは、厳格には行われていない。
- チューブという呼称が使われる管は、例えば、イレウスチューブ、十二指腸チューブ、気管内チューブなどがある。

カテーテルとは

- カテーテルは、チューブの中でも細いものを指す場合が多い。
- 例えば、中心静脈カテーテル、硬膜外カテーテル、導尿カテーテルなどがある。

ドレーンとは

- 手術や処置、また状態の変化により体内にたまった血液、ガス、体液、滲出液などを体外に出す目的で挿入する管は、すべてドレーンと呼ばれる。ドレナージとは、体外に出すための処置を指す。
- 例外として、胃に留置する排出管は"胃ドレーン"ではなく、NGチューブと呼ばれる。

経鼻栄養チューブの基礎知識

☞……消化管チューブ関連の用語に強くなる!

経鼻栄養チューブ
- 鼻を経由して、胃・十二指腸・空腸に挿入するチューブのうち、栄養剤の注入を目的とするものを指す。

NGチューブ
- 鼻を経由して、消化管に挿入するチューブのうち、体液・血液・ガスなどの排出を目的とするものを指す。
- NGはnasogastric(鼻と胃の)の略である。

レビン型
- チューブの構造が一重(シングル●)のものを指す。
- 栄養を目的とするチューブはレビン型であり、シングルの構造になっている。

サンプ型
- チューブの構造が二重(ダブル◉)のものを指す。
- 体液・血液・ガスなどの排出を目的とする排出用チューブはサンプ型であり、ダブルの構造が多い。

EDチューブ
- 成分栄養剤(Elemental Diet)の注入を目的として、胃・十二指腸や空腸に挿入されるチューブ。

X線不透過ライン
- X線不透過の性質を持つライン。
- チューブにこのラインが施されていると、X線写真上にチューブの陰影が映るため、挿入位置を確認できる。

錘付きチューブ
- チューブ先端に金属製、もしくは樹脂製の錘(誘導子)がついている。
- チューブ挿入時に、重力により錘がチューブを誘導する。

スタイレット
- 細いチューブを誘導する目的で、管腔に入っているワイヤーをスタイレットと呼ぶ。ガイドワイヤーともいう。
- 目的の位置までチューブを挿入したら、スタイレットのみ抜去する。

抗キンク性
- 「キンク」は折れ曲がりやねじれのこと。抗キンク性は、曲がりや折れが発生しにくいチューブの性質をいう。
- 抗キンク性があるとチューブを挿入しやすい。挿入後、小児など体動が激しい場合に、チューブがよじれても元に戻る。

PEG*
- 本来は、経皮内視鏡的胃瘻造設術の略語だが、胃瘻、腸瘻を指して用いる場合が多い。

*Percutaneous Endoscopic Gastrostomy

CHAPTER 2

添付文書

経鼻栄養チューブ使用時は、必ず添付文書を確認！

栄養チューブは医療機器である。経鼻栄養チューブを使用する場合は、製品に添付されている"添付文書（製品情報）"をよく読み、内容を理解して使うことが重要である。

添付文書には多くの情報が記載されているが、重要な項目や禁止事項は赤線で囲むなどして強調されている。

禁忌・禁止
- チューブを使用するにあたっての禁止事項が記載されている。
- チューブを安全に使用するために、禁忌・禁止事項を守ることが重要である。

形状・構造及び原理
- チューブの形状・構造、原理、材質などが記載されている。
- チューブを正しく取り扱い、安全に使用するため、十分に理解する必要がある。

機械器具51　医療用嘴管及び体液誘導管
管理医療機器　食道経由経腸栄養用チューブ　16798000

ジェイフィード栄養カテーテル
（PVCフリー）

再使用禁止

【禁忌・禁止】
- 再使用禁止
- スタイレットやガイドワイヤ（以下「スタイレット等」という。）の使用等、本添付文書に記載されていない挿入・留置方法は行わないこと。［スタイレット等は弾力があり外径が小さいため気管に誤挿入する危険性が高い。さらに、側孔からスタイレット等の先端が飛び出し、胃の消化管壁を損傷させる等の恐れがある。］

【形状・構造及び原理等】
体内に挿入するカテーテル及び栄養投与セット等と接続するコネクタからなる。カテーテルには挿入長を示す深度目盛がついており、造影ラインが入っている。

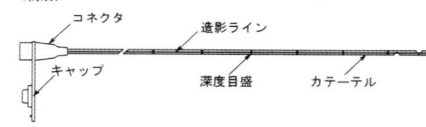

＜構成＞
コネクタ　造影ライン
キャップ　深度目盛　カテーテル

・深度目盛の位置：個包装に記載。

＜カテーテルサイズ＞

表示サイズ	寸法	
	外径	有効長
1.0mm (3Fr)	1.0mm	
1.3mm (4Fr)	1.3mm	
1.7mm (5Fr)	1.7mm	
2.0mm (6Fr)	2.0mm	
2.3mm (7Fr)	2.3mm	
2.7mm (8Fr)	2.7mm	200〜1600mm
3.3mm (10Fr)	3.3mm	
4.0mm (12Fr)	4.0mm	
4.7mm (14Fr)	4.7mm	
5.0mm (15Fr)	5.0mm	
5.3mm (16Fr)	5.3mm	

・外径寸法は標準寸法を示す。

【使用目的、効能又は効果】
経口で栄養摂取できない患者に、本カテーテルを経鼻又は経口的に胃の中に留置し、経管的に栄養を補給するのに使用する。

【品目仕様等】
1. 引張強さ（接続部及びカテーテル）
下記の強力を加えたとき、［…］の外れ及びカテーテルの破断、き

3. 漏れ試験（耐…）
本品のコ［…］に適合するオスコネクタと接続し、すべての開口部を閉じ［…］水を用いて接続部を50kPaで加圧したとき、漏れを生じな［…］

【…方法又は使用方法等】
1. 包装から本品を取出します。
2. 本品の先端を胃の留置位置まで鼻腔又は口腔から挿入します。
3. 留置位置をX線透視下等で確認します。
4. 経腸栄養投与セット等と接続し、本品を固定します。
5. 栄養剤等の投与を開始します。
6. 栄養剤等の投与終了後、経腸栄養投与セット等との接続を外し、注入器等でカテーテルに微温湯等を注入して洗浄します。
7. 次回の投与まで、コネクタのキャップを閉じておきます。再投与はコネクタのキャップを開けて注入器等でカテーテルに微温湯等を注入して洗浄し、上記手順に従います。
8. 本品の抜去は、ゆっくりと慎重に行います。

使用方法に関連する使用上の注意
- 栄養投与セット等との接続は、外れないように確実に行うこと。なお、過度な締め付けをしないこと。［コネクタが外れない、コネクタが破損する可能性がある。］
- カテーテルを挿入する際は、感染防止に留意すること。
- カテーテル挿入時に異常な抵抗を感じた場合は、無理に挿入操作を行わずカテーテルを抜去して挿入できなかった原因を確認すること。
- 気管壁の損傷並びに気管・肺への誤挿入及び誤留置に注意すること。カテーテル挿入時に抵抗が感じられる場合又は患者が咳き込む場合は、肺への誤挿入の恐れがあるため無理に挿入せずに、一旦抜いてから挿入すること。［肺の器官損傷又は肺への栄養剤等の注入により、肺機能障害を引き起こす恐れがある。］
- カテーテル挿入時及び留置中においては、カテーテルの先端が正しい位置に到達していることをX線撮影、胃液の吸引、気泡音の聴取又はカテーテルマーキング位置の確認等複数の方法により確認すること。
- 挿入時及び留置中は鼻腔、咽頭、喉頭、食道、胃粘膜への損傷や穿孔に注意すること。
- カテーテルを鉗子等でクランプしないこと。［カテーテルの折れ、潰れ又は破損による液漏れが生じる。］
- 留置中にカテーテルがずれないように、しっかり固定すること。
- コネクタに栄養剤等を付着させないこと。［接続部に緩みが生じる。］
- キャップに栄養剤等を付着させないこと。［キャップが外れる可能性がある。］

使用目的、効能又は効果
- チューブの使用目的、チューブ挿入により得られる効果が記載されている。

使用上の注意
- 使用にあたっての注意事項が具体的に記載されている。
- すべての項目を熟読し、トラブルを未然に防ぐ必要がある。

経鼻栄養チューブの基礎知識

安全管理者：経鼻栄養チューブの安全管理者とは？

医療法に基づき、院内には必ず、"医療機器安全管理責任者"が定められている。栄養チューブは医療機器であり、万一、不具合が発生した場合は、部署内での報告にとどめず、必ず、院内では医療機器安全管理責任者に報告・相談する。

医療機器の安全管理

チューブに不具合が発生！

チューブの現状を保存

- チューブが切れたり、穴が閉塞しているなど、不具合の発生したチューブの現状を保ったまま、ビニール袋などに保存する。
- 不具合の発生状況、チューブの使用期間、患者の特徴、栄養剤の種類、患者の経過などを記録する。

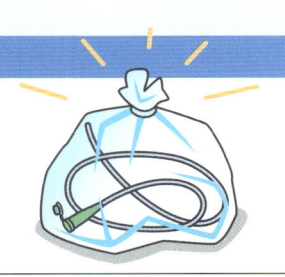

医療機器安全管理責任者に報告

- 院内で定められた医療機器安全管理責任者に、チューブの不具合を報告する。

医療機器安全管理責任者と病院の安全管理者は以下を行う

- 不具合の状態を検討・分析する。
- チューブ自体の問題か、使用状況による問題かを検討・分析する。
- 添付文書に記載されている禁忌・禁止事項を守っていることを確認し、使用状況の問題でない場合は、メーカーもしくはPMDAに届け出る。

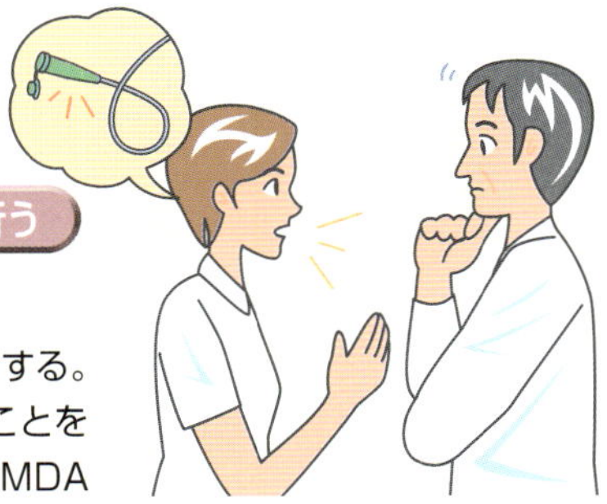

メーカー、もしくはPMDAに届出

- チューブの不具合につき、必要があると判断された場合は、製造元もしくは医薬品医療機器総合機構（PMDA）に届出を行う。
- 製品の不具合を院内の情報にとどめず、社会的に共有し、製品の改善、被害が発生した場合の救済へとつなげる必要がある。

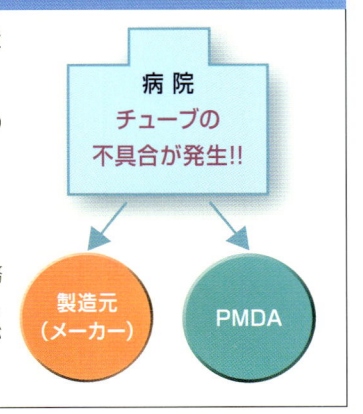

★医薬品医療機器総合機構（PMDA）とは…
医薬品や医療機器に関する健康被害の救済、審査、安全対策を業務とする独立行政法人。同機構のホームページに登録することにより、タイムリーに医薬品・医療機器の安全性情報の配信を受けることができる。

病院 チューブの不具合が発生!! → 製造元（メーカー）／PMDA

CHAPTER 2

栄養チューブと排出用チューブの違い

栄養チューブと排出用チューブは、
その目的が異なることから、構造・材質、栄養剤の流出の仕方に違いがある。
栄養チューブと排出用チューブの機能の違いを十分に理解し、
排出用チューブを栄養剤注入に代用するなどの誤用を防止する。

栄養チューブ vs 排出用チューブ

栄養チューブ
- 使用目的：栄養・水分・薬剤を消化管に注入する。
- 管の構造：レビン型（シングル）

排出用チューブ
- 使用目的：体液・血液・ガスなどを消化管から排出する。
- 管の構造：サンプ型（ダブル）

先端部の開口

栄養チューブ：栄養チューブの先端部は側孔型が主流

排出用チューブ：排出用チューブは多孔／先端部に空洞がある

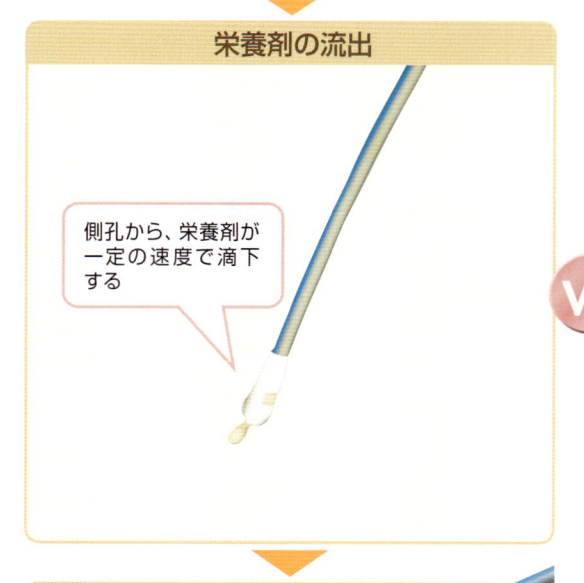

栄養剤の流出

栄養チューブ：側孔から、栄養剤が一定の速度で滴下する

排出用チューブ：注入速度・圧力によっては、多孔から多量の栄養剤が一気に流出する場合がある

先端部の閉塞

栄養チューブ：栄養チューブは、先端に栄養剤や水分がたまらない構造になっている場合が多い

排出用チューブ：先端にある空洞に栄養剤や水分がたまり、排出されない。栄養剤が固まり、閉塞する可能性がある

経鼻栄養チューブの基礎知識

経鼻チューブの形態・機能分類

	栄養チューブ	排出用チューブ
使用目的	●栄養剤注入	●排液・排ガス
材質	●ポリ塩化ビニル　●ポリウレタン ●ポリブタジエン　●DEHPフリー[*1] ●シリコーン　●天然ゴム（未滅菌）	●可塑剤の添加あり
形状・構造	●ルアーテーパー[*2] ●誤接続防止コネクター ●Yコネクター型	●誤接続防止コネクターあり ●ダブルルーメン[*3]
孔の位置・形	●先端孔 ●側孔 ●先端クローズ ●2孔 ●4孔	●側孔 ●多孔
付帯品など	●スタイレット　●添付文書 ●X線不透過ライン　●テープなど ●目盛りマーキング ●キャップ ●錘	●コネクター
呼称	●栄養チューブ	●NGチューブ

*1 DEHPフリー：
DEHPはポリ塩化ビニル（PVC）の柔軟性を保持するために使われる可塑剤であり、接触する溶媒中に溶出する可能性がある。DEHPフリーとは、PVC製品にDEHPが使われていないことを意味する。

*2 ルアーテーパー：
国際的に使用されている接続方法の1つである。「オスルアー」と「メスルアー」の2種類があり、差し込むだけで容易に気密性のよい接続ができる。

*3 ダブルルーメン：
「2つの内腔」を意味する。1本のチューブに、2本の内腔が存在する構造のことをいう。

CHAPTER 2

経鼻栄養チューブの製品情報

現在、わが国では、多種多様な経鼻栄養チューブが販売されている。適切な経鼻栄養チューブを選択するアセスメントの視点として、安全性などにかかわるチューブの特性である、次の16項目を取り上げる。さらに、「成人」「小児」「在宅」「排出用」の4つに使用目的を分類し、それぞれ現在販売されている製品について、16項目を比較・一覧する。

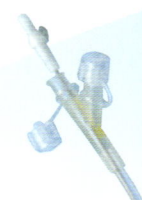

☞……比較の対象となる製品の特性を知る！

添付文書
- 製品の個包装ごとに添付文書が同封されていない場合、使用時に「禁忌・禁止」「使用上の注意」などを確認することができない。

製造国
- 製造国が外国である場合、製造工程に問題が発生した場合、トラブルへの対応が遅れることがある。
- 製造国の法律と日本の国内法が異なるため、対応の遅れが生じる。

材質
- ポリ塩化ビニル（PVC）の柔軟性を保持するために使用される可塑剤（DEHP）は、接触する溶媒中に溶出する性質があり、PVCを用いない（PVCフリー）、可塑剤としてDEHPを用いない（DEHPフリー）製品の使用が推奨される。
- DEHPは生殖系への毒性が報告されており、成人に比べて曝露への感受性が高い小児に対しては、PVC/DEHPフリー製品の使用が推奨される。
- 薬剤のチューブへの吸着による薬効低下、チューブの長期留置による材質の硬化が問題となる。

先端の錘
- 錘の素材が金属である場合、アレルギーの発生に注意が必要である。
- 錘の素材が金属である場合、MRIによる撮影は禁忌となる。

サイズの印字
- チューブにサイズが印字されていない場合、挿入後にサイズが不明になる場合がある。
- チューブ外側にサイズの印字があるものが望ましい。

サイズの表示
- チューブのサイズには、Fr（フレンチサイズ）、ES（イングリッシュサイズ：mm）があり、いずれも外径を表示している。
- サイズ表示が統一されていないため、注意が必要である。

抗キンク性
- 「キンク」とは、「折れ曲がりやねじれ」を指す。
- 抗キンク性のあるチューブは、いわゆる"こし"があり、挿入実施者にとっては扱いやすい。チューブがよじれにくく、体動によりチューブがよじれて元に戻らないといったリスクを軽減する。

先端部の開口
- 先端部の開口は、先端孔より側孔が望ましい。先端孔は胃壁に張り付いたり、薬剤の注入時に閉塞しやすい。また、栄養剤の粘稠度により、注入速度が変化しやすい。
- 孔数が多い場合は、注入速度によっては栄養剤が大量に流れ、逆流による窒息の危険性がある。

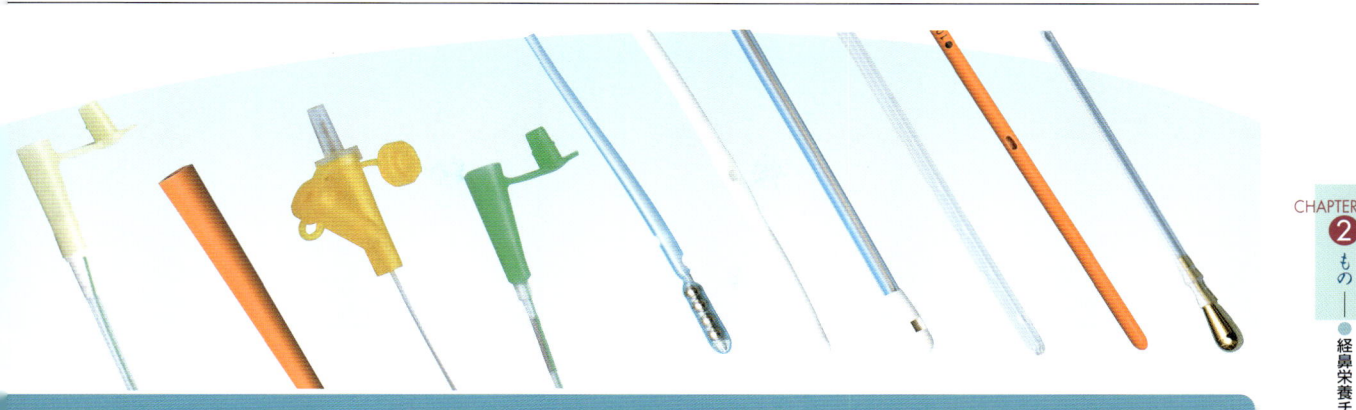

経鼻栄養チューブの基礎知識

コネクター部
- コネクター部の形態によっては、栄養剤・薬剤が注入後に残存し、感染源になりやすい。

コネクターの蓋
- コネクター部の蓋は、栄養剤注入後に清潔を保つために必要であるが、栄養剤・薬剤が付着して残存し、感染源になりやすい。

誤接続への対応
- 輸液・静脈栄養ラインへの経腸栄養ラインの誤接続は、重大な事故につながる。
- 誤接続防止への対応がなされていることが望ましい。

目盛り
- チューブの目盛りは、挿入前に鼻部から心窩部までの長さを測定する際に必要である。
- チューブに目盛りがないと、抜けかかっていることや、挿入の長さを目視により確認できない。

X線不透過ライン
- チューブにX線不透過のラインが施されていないと、挿入後にチューブの位置をX線写真撮影により確認することができない。
- X線写真撮影は、現時点で、最も信頼性の高いチューブ位置の確認法である。

スタイレット
- スタイレット付きのチューブは、適正に使用しないとチューブを突き破り、粘膜、気道、肺の損傷を起こす可能性がある。
- 患者への適用、製品の構造、使用上の注意を十分に確認する必要がある。
- スタイレットをチューブの閉塞を解除する目的で用いる使用法は禁忌である。

滅菌
- 栄養チューブは、滅菌済みの製品であることを認識する。
- 栄養チューブは、清潔な管理・保存状態を維持する必要がある。

標準価格・償還価格
- 医療機器には「標準価格」と「償還価格」がある。
- 償還価格とは、保険により還付される金額である。
- 標準価格が償還価格を上回ると、差額は病院側の負担となる。

CHAPTER 2

経鼻栄養チューブの製品情報① ／2011年4月現在の調査による

使用分類	メーカー名	商品名	特徴	添付書(個包装)	チューブにサイズの印字の有無	製造国	サイズ Fr	サイズ ES	長さ (cm)	材質
小児	アトムメディカル㈱	アトム栄養カテーテルT	●主にNICU・小児領域で使用 ●NICUでは、導尿・吸引など多用途チューブとして使用されている	なし	なし	日本	3/4/5/6Fr		40	ポリ塩化ビニル (DEHPフリー)
							6Fr		60	
							7Fr		70	
							8Fr		80	
小児	クリエートメディック㈱	シリコーンEDチューブ 経鼻用先導子タイプ スタイレット付	●6孔タイプは栄養注入の速度に注意 ●先端部はソフト樹脂	あり	なし	中国	6Fr		150	シリコーン
							7Fr			
							8Fr			
							9Fr			
小児	㈱サミック・インターナショナル	ビゴン・インファント・フィーディング・チューブ	●先端穴はクローズド、2側孔 ●チューブは曲がりにくい ●ISOの色に合わせて、国際色仕上げ、キャップの色でサイズがわかる	なし	あり	フランス	4/5/6Fr		40	ポリ塩化ビニル (DEHPフリー)
							8Fr		50	
							4/5/6/8Fr		75	
							4/5/6Fr		40	
							8Fr		50	
小児	ゼオンメディカル㈱ 製造:ゼオンメディカル 販売:パルメディカル	ゼオンENカテーテルE	●使用期間は2週間を目安と表示している ●先端部のオリーブに側孔が2つあり、スタイレットの飛び出し防止になっている	あり	あり	日本	5Fr		120	ポリブタジエン
							6.5Fr			
							8Fr			
小児	㈱ジェイエスエス	滅菌済コーフローフィーディングチューブ	●固定テープが付いている ●チューブにサイズの印字がある	あり	あり	アメリカ	5Fr		56	ポリウレタン
							6Fr		122	
							8Fr			
小児	ニプロ㈱	ニプロEVA経腸栄養カテーテル	●材質にEVAを採用しているため耐薬品性に優れている	あり	なし	日本	8Fr		110	EVA
		ニプロシリコーン経腸栄養カテーテル	●材質にシリコーンを採用しているため、しなやかでより患者に優しい設計となっている				7Fr		120	シリコーン
		ニプロ栄養カテーテル	●サイズ・長さ・材質は多種類ある	なし	なし	中国 上海	3.5Fr		35	ポリ塩化ビニル (DEHPフリー)
							4Fr		40	
							5Fr		50	
							6Fr		60	
							8Fr		80	
							8Fr		120	
		コーフローフィーディングチューブ(イエロー)(クリアー) ※「ジェイエスエス」は同じ商品	●固定テープが付いている ●チューブにサイズの印字がある	あり	あり	アメリカ	5Fr		56	ポリウレタン
							6Fr		122	
							8Fr			
小児	㈱ジェイ・エム・エス	ジェイフィード栄養カテーテル	●成人規格・小児規格で深度目盛りの印字を変えている ●サイズ・長さ・材質が幅広い ●チューブの強度の説明がある	なし (キャップに記載あり)		日本	3/4/5/6/7/8Fr		40	ポリウレタン
				あり			8Fr		120	
				なし (キャップに記載あり)			3/4/5/6/7/8Fr		40	ポリ塩化ビニル (DEHPフリー)
				なし			8Fr		120	
		JMS E・D・チューブ	●EDチューブ先端のオリーブの錘は金属性のため、MRI不向き	なし (キャップに記載あり)			5Fr		120	ポリウレタン
				あり			8Fr			
				なし (キャップに記載あり)			5Fr		120	ポリ塩化ビニル
							8Fr			

経鼻栄養チューブの基礎知識

誤接続対応の有無	X線不透過ラインの有無	スタイレットの有無	抗キンク性	錘の有無（形態）	先端孔	側孔の数	目盛りの有無（間隔）	コネクター部の形態	コネクターの蓋	滅菌	標準価格（円／本）	償還価格	備考
対応	あり	なし	なし	なし	あり	2	あり（1cm）	I型	あり	済	180 / 190	140	目盛：先端10cmより1cmごとに25cmまで。そのうち、10・15・16・17・20・25cmに数値で先端からの位置を目安表示
未対応（現在、改良中）	あり	あり 外径0.5mm 全長1,510mm	あり	あり（先導子）	なし	6	あり（20cm）	Y型	あり	済	3,400	1,650	目盛：先端から40〜120cmまで
未対応 / 対応	あり	なし	あり	なし	なし	2 反対側	あり（1〜5cm）	I型	あり	済	140 / 280	140	
対応	あり	あり	なし	あり	なし	2 オリーブ	あり	Y型	あり	済	1,750	1,650	目盛：オリーブ先端から45・55・65・75cmの位置
対応	あり	あり	あり	なし / あり（タングステンカーバイド）	なし	あり（斜め大1）	あり（2cm） / あり（10cm）	Y型	あり	済	2,100	1,650	固定テープ付
対応	あり	なし	なし	あり（ステンレス球4個）	なし	2	あり（20cm）	I型（ねじ込み）	あり（ポリカーボネート製）	済	2,200	1,650	胃・空腸
			あり	あり		3	あり（10cm）				2,500	1,650	
		なし	なし	なし	あり	1	あり（5cm）	I型（キャップ）	あり（塩ビキャップ）		200	140	
		あり	あり	なし / あり（タングステンカーバイド）	なし	あり（斜め大1）	あり（2cm） / あり（10cm）	Y型	あり		2,950	1,650	固定テープ付
対応	あり	なし	なし	なし	あり	1	あり（15・16・17cm）	I型	あり	済	360	140	
						2	あり（5cm）				500	175	目盛り数字あり
						1	あり（15・16・17cm）				240	140	
							あり（5cm）				300	175	目盛り数字あり
		あり / なし	なし	あり（オリーブ型）	なし	2	あり（10cm） / あり（5cm） / あり（10cm） / あり（5cm）				2,500 / 2,000	1,650	

CHAPTER 2

経鼻栄養チューブの製品情報② / 2011年4月現在の調査による

使用分類	メーカー名	商品名	特徴	添付書(個包装)	チューブにサイズの印字の有無	製造国	サイズ Fr	サイズ ES(mm)	長さ(cm)	材質
小児	㈱トップ	トップ栄養カテーテル	●添付書の内容に有害事象の記述がある ●オレンジ・イエロー・グリーンの3色及びサイズ・長さと多種類からの選択可能	なし	なし (コネクター部にはあり)	マレイシア	3Fr		35	ポリ塩化ビニル (DEHPフリー)
							4Fr		40	
							5Fr		50	
							6Fr		60	
							8Fr		80	
							8Fr		120	
		トップフィーディングチューブ		あり		アメリカ	8Fr		91.4	ポリウレタン
							8Fr		109.2	
小児	日本シャーウッド㈱	ニューエンテラルフィーディングチューブ スタイレット付タイプ	●先端の形態が樹脂であるため、MRIに対応できる ●サイズ表示は外径mmとFrの2種類である	あり	なし	日本	5Fr	1.7	80 120	無可塑剤ポリ塩化ビニル樹脂
							6.5Fr	2.2	80 120	
							8Fr	2.7	80 120	
		ニューエンテラルフィーディングチューブ シース付タイプ	●先端が金属であるため、MRIには非対応、補助シース付き				5Fr	1.7		
							6.5Fr	2.2		
							8Fr	2.7		
		ニュートリフローフィーディングチューブ	●詰まり防止のため、側孔のカット口が斜めになっている				5Fr	1.65	120	ポリウレタン
							6.5Fr	2.25		
							8Fr	2.65		
		EDチューブ	●注入器の使用表示が記載されている、「小さな注入器は注入圧が高くチューブ破損の可能性がある」(ニューエンテラル、ニュートリフローも一同様)				5Fr	1.7		無可塑剤ポリ塩化ビニル樹脂
							6.5Fr	2.2		
							8Fr	2.7		
小児	富士システムズ㈱	ファイコンフィーディングチューブS	●サイズ表示が、イングリッシュサイズである ●金属部品を使用していない	あり	なし	日本	7.5Fr	2.5	100	シリコーン
		ファイコンEDチューブ	●MRIは禁忌				5.5Fr	1.8	120	
							6.5Fr	2.2		
							7.5Fr	2.5		
特に規定していない	クリエートメディック㈱	胃カテーテル マーゲンゾンデ 栄養用 ファネルキャップ付	●多孔タイプは栄養注入の速度に注意	あり	あり	中国	10Fr		125	シリコーン
							12Fr			
							14Fr			
							16Fr			
							18Fr			
							20Fr	6.7		
		胃カテーテル マーゲンゾンデ 栄養用 ファネル付					10/12/14/16/18/20Fr			
		胃カテーテル 胃腸カテーテル 栄養用 ファネルキャップ付					10/12/14/16/18Fr			
							20Fr	6.7		
		シリコーンEDチューブ 経鼻用先導子タイプ スタイレット付	●先端部はソフト樹脂 ●サイズ表示が、イングリッシュサイズである				12Fr	4.0	150	

経鼻栄養チューブの基礎知識

誤接続対応の有無	X線不透過ラインの有無	スタイレットの有無	抗キンク性	錘の有無（形態）	先端孔	側孔の数	目盛りの有無（間隔）	コネクター部の形態	コネクターの蓋	滅菌	標準価格（円／本）	償還価格	備考
対応	あり	なし	なし	なし	あり	1	あり（5cm）	I型	あり	済	196	140	
						2	あり（10cm）	I型			260	175	
		なし	あり	あり（3g）	なし	4	あり（25cm）	I型			2,400	1,650	
		あり（Y型）						I型			Y型3,000		
		あり						Y型はスタイレット付			3,000		
対応	あり	あり	あり	あり（樹脂）	なし	2樹脂部	あり（10cm）	I型・Y型樹脂	あり	済	1,750	1,650	スタイレットを入れたままエア注入可能
			なし	あり（金属）				I型樹脂					孔の切り口は斜め
			あり										
		なし	なし	あり（金属球4個）		2							空腸留置
対応	あり	なし	なし	なし	あり	2	あり（1cm・5cm）	I型樹脂	あり	済	1,000	175	栄養タイプ
				あり（オリーブ型）		3	なし				2,000	1,650	十二指腸・空腸用、金属性
				あり（ボール3個）									
対応	あり	なし	あり	なし	なし	2	あり（5cm・10cm）	I型	あり	済	1,000	175	目盛:先端から35〜50cmまで5cm間隔、50〜90cmまで10cm間隔（45は強調マーク）
									なし		850		受注生産品
					あり	4/5			あり		1,000		
						6							受注生産品
未対応（現在、改良中）	あり 外径0.6mm 全長1,510mm		あり	あり（先導子）	なし	6	あり（20cm）	Y型	あり		3,400	1,650	目盛:先端から40〜120cmまで

CHAPTER 2

経鼻栄養チューブの製品情報③／2011年4月現在の調査による

使用分類	メーカー名	商品名	特徴	添付書(個包装)	チューブにサイズの印字の有無	製造国	サイズ Fr	ES(㎜)	長さ(cm)	材質
成人	㈱サミック・インターナショナル	ビゴン・インファント・フィーディング・チューブ	●先端の穴はクローズド2側孔 ●チューブは曲がりにくい ●1〜5cm刻みの目盛り付き ●ISOの色に合わせて、国際色仕上げでキャップの色でサイズがわかる	なし	あり	フランス	10Fr		50	ポリ塩化ビニル(DEHPフリー)
成人	ゼオンメディカル㈱ 製造:ゼオンメディカル 販売:パルメディカル	ゼオンENカテーテルE	●使用期間は2週間を目安と表示している ●先端部のオリーブに側孔が2つあり、スタイレットの飛び出し防止になっている	あり	あり	日本	10Fr / 12Fr		120	ポリブタジエン
成人	㈱ジェイエスエス	滅菌済コーフローフィーディングチューブ	●固定テープが付いている ●チューブにサイズの印字がある	あり	あり	アメリカ	10Fr / 12Fr		122	ポリウレタン
成人	ニプロ㈱	ニプロ栄養カテーテル	●サイズ・長さ・材質は多種類ある	なし	なし	中国 上海	10/12/14/16Fr		80	ポリ塩化ビニル(DEHPフリー)
							10/12/14/16Fr		120	
成人	ニプロ㈱	コーフローフィーディングチューブ(イエロー)(クリアー) ※「ジェイエスエス」は同じ商品	●固定テープが付いている ●チューブにサイズの印字がある	あり	あり	アメリカ	10Fr / 12Fr		122	ポリウレタン
成人	㈱ジェイ・エム・エス	ジェイフィード栄養カテーテル	●成人規格・小児規格で深度目盛りの印字を変えている ●サイズ・長さ・材質が幅広い ●チューブの強度の説明がある	なし	あり	日本	10/12/14/15/16Fr		120	ポリウレタン
					なし(キャップに記載あり)		10/12/14/15Fr			ポリ塩化ビニル(DEHPフリー)
成人	㈱トップ	トップ栄養カテーテル	●添付書の内容に有害事象の記述がある	なし	なし(コネクター部にはあり)	マレーシア	10/12/14/16Fr		80	ポリ塩化ビニル(DEHPフリー)
							10/12/14/16Fr		120	
		トップフィーディングチューブ				アメリカ	12Fr		91.4	ポリウレタン
							12Fr		109.5	
							12・14Fr		91.4	
成人	日本シャーウッド㈱	ニューエンテラルフィーディングチューブ スタイレット付タイプ	●先端の形態が樹脂であるため、MRIに対応できる ●サイズ表示は外径mmとFrの2種類表示である	あり	なし	日本	10Fr	3.3	80 120	無可塑剤ポリ塩化ビニル樹脂
							12Fr	4.0	120	
		ニューエンテラルフィーディングチューブ シース付タイプ	●先端が金属であるため、MRIには非対応				10Fr	3.3	120	
							12Fr	4.0		
		ニュートリフローフィーディングチューブ	●詰まり防止のため、側孔のカット口が斜めになっている				10Fr	3.35		ポリウレタン
							12Fr	4.05		
小児 成人	㈱カネカメディックス	シラスコン経管栄養カテーテル	●挿入後の固定は輪を作り、耳にかける固定を推奨している	あり	なし	日本	5.5Fr 6.5Fr 7.5Fr 9.0Fr		150	シリコーン
							7.5Fr 9.0Fr		120	

経鼻栄養チューブの基礎知識

誤接続対応の有無	X線不透過ラインの有無	スタイレットの有無	抗キンク性	錘の有無（形態）	先端孔	側孔の数	目盛りの有無（間隔）	コネクター部の形態	コネクターの蓋	滅菌	標準価格（円／本）	償還価格	備考
未対応	あり	なし	あり	なし	なし	2 反対側	あり（1cm）	I型	あり	済	140	175	
対応											280		
対応	あり	あり	なし	あり	なし	2 オリーブ	あり	Y型	あり	済	1,750	1,650	目盛：オリーブ先端から45・55・65・75cmの位置
対応	あり	あり	あり	あり（タングステンカーバイド）	なし	あり（斜め大1）	あり（10cm）	Y型	あり	済	2,100	1,650	固定テープ付
対応	あり	なし	なし	なし	あり	1	あり（5cm）	I型（キャップ）	あり	済	250	175	
		あり	あり	あり（タングステンカーバイド）	なし	あり（斜め大1）	あり（10cm）	Y型			2,950	1,650	固定テープ付
対応	あり	なし	なし	なし	あり	2	あり（5cm）	I型	あり	済	500	175	
						1					300		
対応	あり	なし	なし	なし	あり	2	あり（5cm）	I型	あり	済	236	175	オレンジ・イエロー
							あり（10cm）				260	175	オレンジ・イエロー・グリーン
		あり（I型なし・Y型あり）なし	あり	あり（5g）なし	なし	4	あり（25cm）	Y型 I型・Y型 Y型			2,400	1,650	
対応	あり	あり	あり	あり（樹脂）	なし	2 樹脂部	あり（10cm）	I型・Y型 樹脂 I型 樹脂	あり	済	1,750	1,650	
				あり（金属）あり									
対応	あり	なし	あり	あり（オリーブ型金属球）	なし	2 チューブ	あり（10cm）	I型	あり	済	1,650	1,650	※2011年6月販売終了
	あり（先端及びライン）			なし			あり（5cm）				4,350	4,350	

CHAPTER 2

経鼻栄養チューブの製品情報④ / 2011年4月現在の調査による

使用分類	メーカー名	商品名	特徴	添付書(個包装)	チューブにサイズの印字の有無	製造国	サイズ Fr	サイズ ES (mm)	長さ (cm)	材質
成人	富士システムズ㈱	ファイコンフィーディングチューブS	●サイズ表示が、イングリッシュサイズである ●金属部品を使用していない	あり	なし	日本		E5/3.5	120	シリコーン
								E7/4.5		
								E8/5.0		
							10.5Fr	E5/3.5		
							12Fr	E6/4.0		
								E7/4.5		
								E8/5.0		
								E9/5.5		
								E10/6.0		
								E5/3.5		
								E7/4.5		
								E8/5.0		
在宅	㈱イズモヘルス	ザ ヘルス 栄養カテーテル	●主に老健施設や特養老人施設、在宅で使用 ●天然ゴムのため、ラテックスアレルギーに注意 ●未滅菌	あり	あり	日本		3.5	122	天然ゴム
								4.5		
								5.2		
								6.0		

排出用チューブの製品情報 / 2011年4月現在の調査による

使用分類	メーカー名	商品名	特徴	添付書(個包装)	チューブにサイズの印字の有無	製造国	サイズ Fr	サイズ ES (mm)	長さ (cm)	材質
排液用	テルモ㈱	サフィード胃管カテーテルX線不透過	●排液用のチューブとして製造されている ●先端部の孔は多く、栄養剤の注入に不向き	なし	なし	中国 杭州	12Fr 14Fr 16Fr 18Fr		125	ポリ塩化ビニル（DEHPフリー）
排液用	日本シャーウッド㈱	セイラム サンプチューブ	●排液用と記載されている ●多孔のため、栄養チューブとしては不向き	あり	なし	日本	8～28Fr	3.3～6.0	91～122	ポリ塩化ビニル
ドレーン用・栄養用	日本シャーウッド㈱	W-EDチューブ	●ダブルルーメンであり、それぞれのルートが独立して、ドレーン用・栄養用と表示がある	あり	なし	日本	16Fr	5.3	150	無可塑剤ポリ塩化ビニル樹脂

経鼻栄養チューブの基礎知識

誤接続対応の有無	X線不透過ラインの有無	スタイレットの有無	抗キンク性	錘の有無（形態）	先端孔	側孔の数	目盛りの有無（間隔）	コネクター部の形態	コネクターの蓋	滅菌	標準価格（円／本）	償還価格	備考
対応	あり	なし	なし	なし	あり	2	あり（1cm・5cm）	I型樹脂	あり	済	1,000		栄養タイプ
						2	あり（5cm）				900	175	マーゲンタイプ
						4	あり（5cm）				930		レビンタイプ
対応	なし	なし	なし	なし	なし	2	あり 表示はmm	I型	なし	未	2,300	なし	

誤接続対応の有無	X線不透過ラインの有無	スタイレットの有無	抗キンク性	錘の有無（形態）	先端孔	側孔の数	目盛りの有無（間隔）	コネクター部の形態	コネクターの蓋	滅菌	標準価格（円／本）	償還価格	備考
対応	あり	なし	なし	なし	あり	4	あり（10cm）	I型	なし	済	132	87	
—	あり	なし	なし	なし	なし	多孔	あり（10cm）	Y型	あり	済	標準型：542~1,200 特殊型：1,680	標準型：495 特殊型：1,460	
対応	あり	なし	なし	なし	あり	中間6 先端3	あり（10cm）	Y型	あり	済	2,200	2,020	

CHAPTER 2

経鼻栄養チューブの選択

経鼻栄養チューブを使用するにあたっては、
患者の特性や疾患、治療目的に応じ、最も適した製品を選択する必要がある。
以下に、チューブ選択にあたっての留意点、選択時の一般条件に加え、
患者の特性に応じた選択の目安を紹介する。

選択の留意点 患者の特性は？ チューブの特性は？

経鼻栄養チューブの選択にあたっては、患者の特性、チューブの特性、さらに製品情報に留意する必要がある。

☞……経鼻栄養チューブ選択にあたっての留意点は？

患者の特性

項目		内容
意識・嚥下機能	あり	●施設に常備している汎用性の製品を選択する
	なし	●ハイリスクの患者であり、その患者の状態に応じた製品を指定する（償還価格も考慮）
小児・NICU／成人／在宅		●小児か、成人か、また在宅かにより適したチューブが異なる
疾患・内服薬		●チューブの素材・形態との関係を考慮する

チューブの特性

項目	内容
材質 スタイレット	●ポリ塩化ビニル製のチューブに可塑剤として使われる場合があるDEHPは、消化液に溶出する危険がある ●硬い素材のチューブやスタイレットの誤った使用により、鼻腔・咽頭・食道・胃壁を損傷する可能性がある
先端部	●先端に金属製・樹脂製の錘がある場合は、金属アレルギー、ラテックスアレルギーに注意が必要である ●金属製の錘がある場合は、MRIの撮影は禁忌となる ●孔の数が多いチューブを浅い位置に留置し、流動性のある栄養剤を注入すると、大量の液が一気に流入し、誤嚥や窒息を招く危険がある
コネクター部	●静脈ラインへの誤接続防止に対応した製品が望ましい

製品情報

項目	内容
メーカー・製造国	●メーカーや製造国が海外である場合、トラブルへの対応が遅れる場合がある
添付文書	●個包装ごとに添付文書のある製品が望ましい ●添付文書の作成年、禁忌・禁止、制限などに注意する
付属品・付帯物	●海外のメーカーによる製品は、固定テープなどがついている場合がある

経鼻栄養チューブの基礎知識

患者と実施者　患者・実施者の双方に望ましいチューブを選択

患者にとって望ましいチューブは、挿入・留置に伴う侵襲の少ないチューブ。一方、挿入の実施者にとっては、そのチューブが、必ずしも挿入しやすいチューブであるとは限らない。

患者の特性、実施者の技術の双方をアセスメントし、適切に安全に挿入できるチューブを選択する。

患者にとって 望ましいチューブ

1. 外径が細い：鼻咽腔閉鎖・喉頭閉鎖を阻害しにくい
2. 柔らかいチューブ：違和感が少ない
3. 先端が丸い：粘膜を傷つけにくい

挿入実施者にとって 望ましいチューブ

1. 外径が太い：粘稠な栄養剤、薬剤の注入が容易である
2. ある程度こしがある：挿入しやすい
3. 先端の錘、またはスタイレットがある：意識・嚥下障害のある患者に必須

一般条件　チューブ選択の際には、まず一般条件に留意する

経鼻栄養チューブを選択する際、留意しなければならない一般条件を下記に示す。

この一般条件を考慮したうえで、患者特性に応じたチューブ特性、製品特性を加味して、必要なチューブを選択していく。

経鼻栄養チューブ選択の一般条件

項目	内容
使用条件	●栄養専用チューブを使用する
サイズ	●成人の目安：10 Fr以下細口径　●小児の目安：5〜10 Fr　●成分栄養剤：5 Fr以上　●半消化態栄養剤：8 Fr以上　●粘稠度の高い高濃度の栄養剤：10 Fr以上
性質・素材	●X線不透過ラインが入っている　●柔軟な素材でできている
先端部の開口	●チューブ先端部は側孔型
注意点	●意識障害・嚥下障害がある場合は、スタイレット・錘付きを選択

CHAPTER 2

患者特性　一般条件に加え、患者特性に応じたチューブを選択

経鼻栄養チューブ選択にあたっては、一般条件に留意したうえで、ハイリスク、鎮静中、小児、在宅・自己管理、術後など、患者特性に応じた考慮を優先させることが必要である。
錘付き、スタイレット、X線不透過ライン、材質、サイズ、孔の数、抗キンク性、コネクター部などを考慮することにより、管理しやすくなり、安全性が確保される。

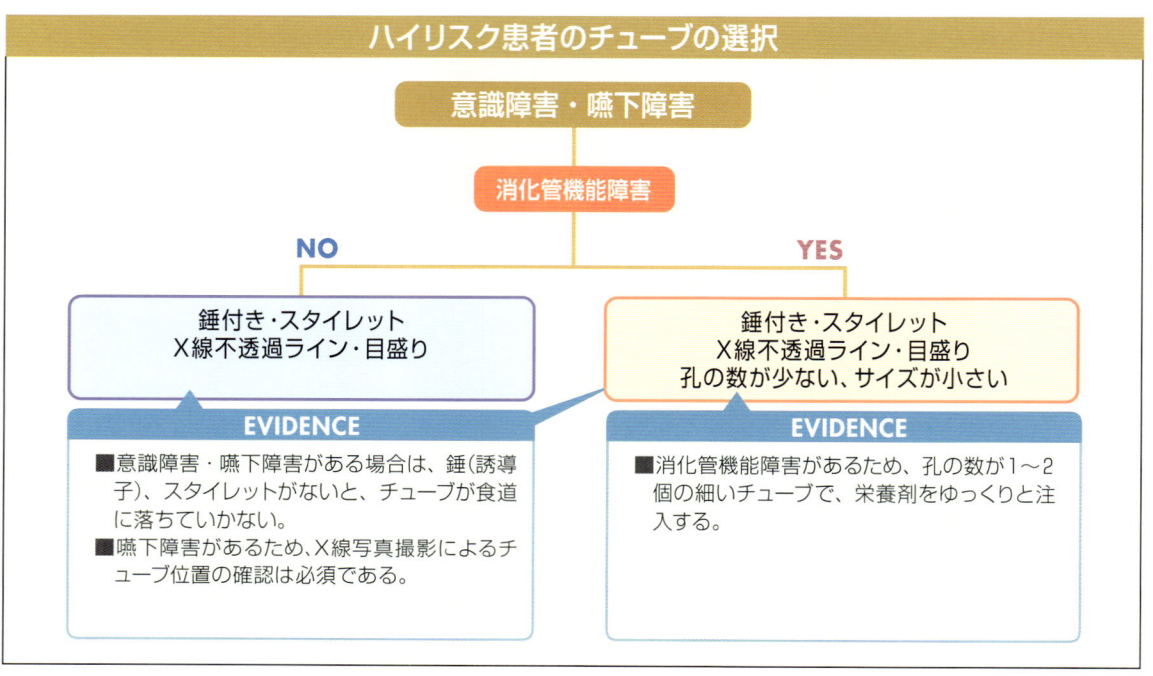

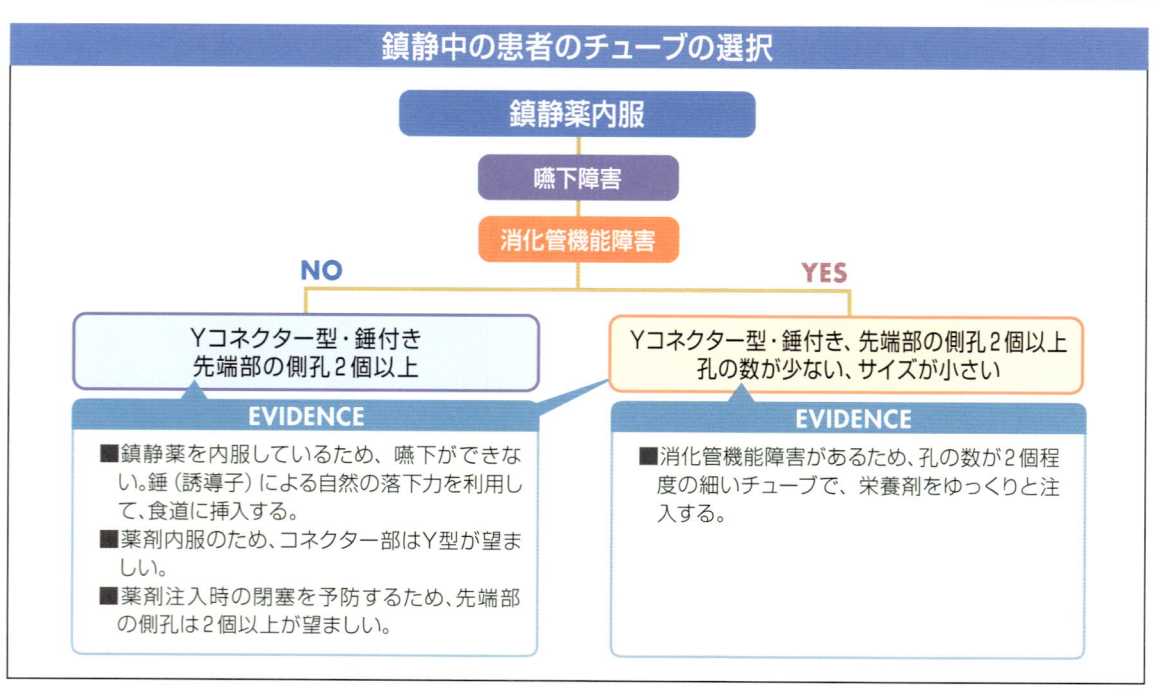

ハイリスク患者のチューブの選択

意識障害・嚥下障害
↓
消化管機能障害

NO → 錘付き・スタイレット　X線不透過ライン・目盛り

EVIDENCE
- 意識障害・嚥下障害がある場合は、錘（誘導子）、スタイレットがないと、チューブが食道に落ちていかない。
- 嚥下障害があるため、X線写真撮影によるチューブ位置の確認は必須である。

YES → 錘付き・スタイレット　X線不透過ライン・目盛り　孔の数が少ない、サイズが小さい

EVIDENCE
- 消化管機能障害があるため、孔の数が1～2個の細いチューブで、栄養剤をゆっくりと注入する。

鎮静中の患者のチューブの選択

鎮静薬内服
↓
嚥下障害
↓
消化管機能障害

NO → Yコネクター型・錘付き　先端部の側孔2個以上

EVIDENCE
- 鎮静薬を内服しているため、嚥下ができない。錘（誘導子）による自然の落下力を利用して、食道に挿入する。
- 薬剤内服のため、コネクター部はY型が望ましい。
- 薬剤注入時の閉塞を予防するため、先端部の側孔は2個以上が望ましい。

YES → Yコネクター型・錘付き、先端部の側孔2個以上　孔の数が少ない、サイズが小さい

EVIDENCE
- 消化管機能障害があるため、孔の数が2個程度の細いチューブで、栄養剤をゆっくりと注入する。

経鼻栄養チューブの基礎知識

NICU・新生児・小児のチューブの選択

NICU・新生児・小児

嚥下障害
錘付き 抗キンク性

EVIDENCE
- 嚥下障害があるため、錘（誘導子）による自然落下力を利用する。
- 体動時のよじれを防ぐため、抗キンク性のあるチューブを使用する。

消化管機能障害
孔の数が少ない サイズが小さい

EVIDENCE
- 消化管機能障害があるため、孔の数が1～2個の側孔型の細いチューブで、栄養剤をゆっくりと注入する。

在宅・自己管理の患者のチューブの選択

在宅・自己管理の患者

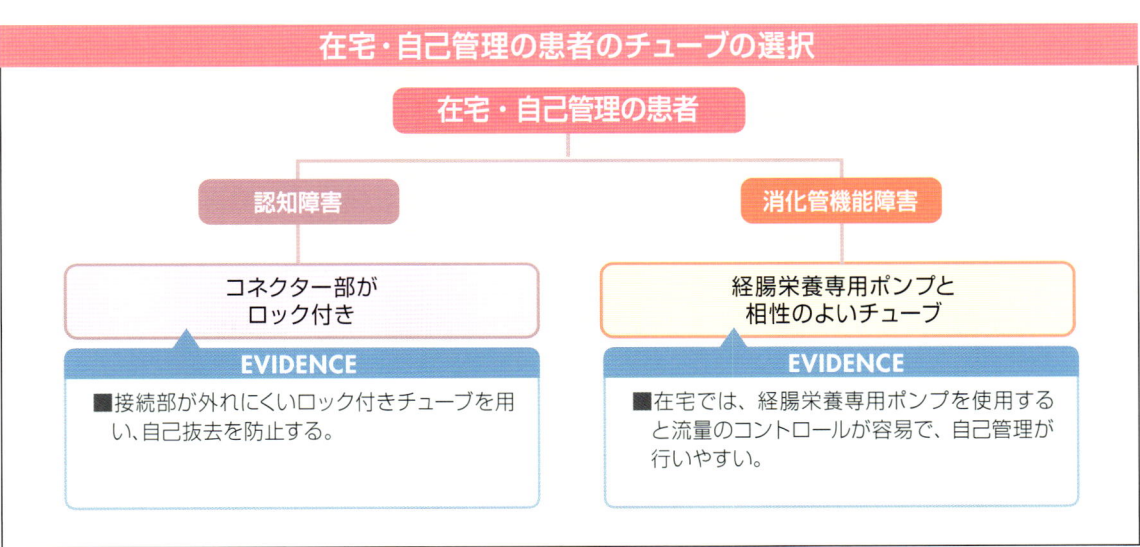

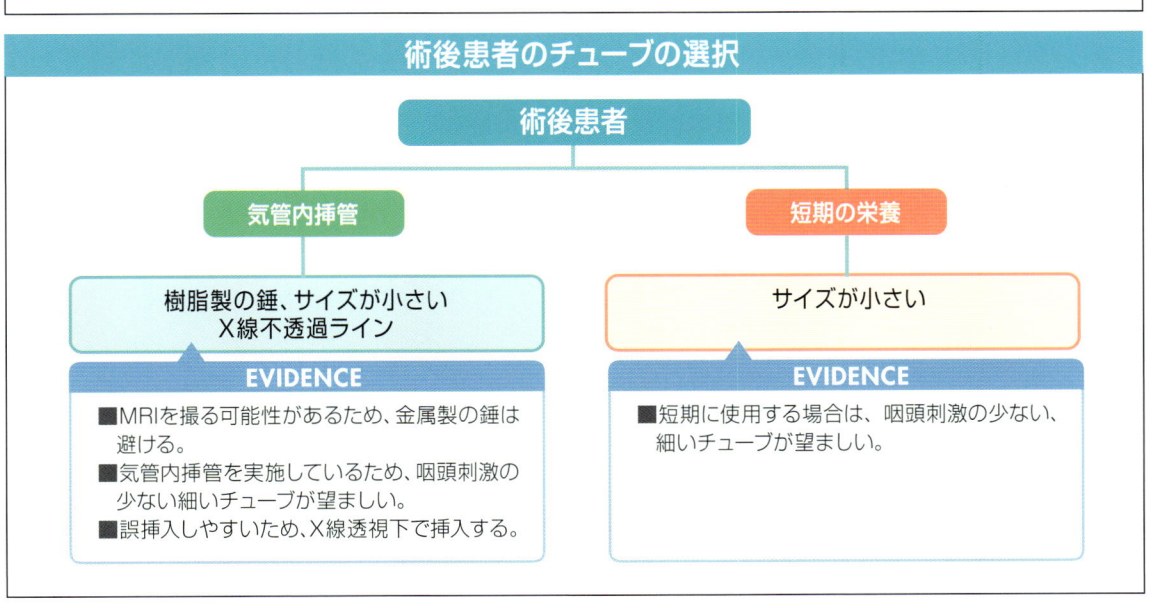

認知障害
コネクター部が ロック付き

EVIDENCE
- 接続部が外れにくいロック付きチューブを用い、自己抜去を防止する。

消化管機能障害
経腸栄養専用ポンプと 相性のよいチューブ

EVIDENCE
- 在宅では、経腸栄養専用ポンプを使用すると流量のコントロールが容易で、自己管理が行いやすい。

術後患者のチューブの選択

術後患者

気管内挿管
樹脂製の錘、サイズが小さい X線不透過ライン

EVIDENCE
- MRIを撮る可能性があるため、金属製の錘は避ける。
- 気管内挿管を実施しているため、咽頭刺激の少ない細いチューブが望ましい。
- 誤挿入しやすいため、X線透視下で挿入する。

短期の栄養
サイズが小さい

EVIDENCE
- 短期に使用する場合は、咽頭刺激の少ない、細いチューブが望ましい。

CHAPTER ③ わざ

経鼻栄養チューブの挿入

経鼻栄養チューブの挿入にあたっては、
目視による確認ができないため、極めて高度な技術が求められる。
安全な手技で挿入を行い、チューブ先端が胃内にあることを確認することが
重要である。
本章では、誤挿入・誤留置による合併症を起こさないため、
安全・確実にチューブ挿入を行うための手順と手技、挿入位置の確認法を
紹介する。

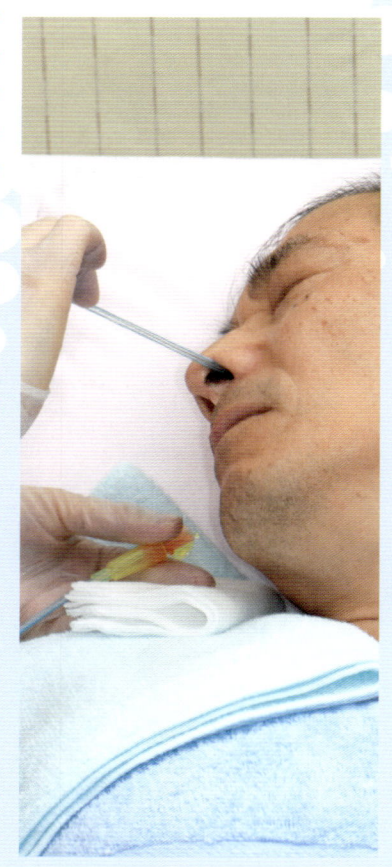

- 挿入する長さの測定
- 挿入前の準備
- 挿入の手順とポイント
- 挿入位置の確認
- チューブの挿入
  - 安全に留意した挿入法
  - 挿入位置の確認法

POINT

- 事前に、患者・家族に経鼻栄養チューブ挿入の目的とリスクを説明する
- 挿入前には口腔ケアを行い、物品を準備し、患者の体位を整える
- 安全・確実にチューブを挿入するための手順、技術を身につける
- チューブ挿入位置の確認方法を知り、実施する

CHAPTER 3

事前の確認

経鼻栄養チューブの挿入はリスクを伴う処置である。
患者・家族への説明と同意、患者特性など、事前の確認が重要である。

確認事項

説明と同意は？ 患者の特性・状況は？

経鼻栄養チューブの挿入時には、あらかじめ患者・家族に対して医師による説明が行われ、承諾が得られている。
制酸薬など薬剤の使用状況、アレルギーの有無など、患者の特性を理解し、チューブ挿入直前には、飲食の有無、体位、バイタルサインの確認が必要である。

経鼻栄養チューブ挿入前の確認事項

- 経鼻栄養チューブの必要性とリスクを説明し、同意を得る
- 制酸薬の服用の有無（服用時、挿入位置を確認するためのpH試験の結果に影響を与える）
- 局所麻酔薬やラテックス（天然ゴム）などに対するアレルギーの有無
- 実施直前の飲食の有無
- 体位は上体挙上、可能なら30～45度のセミファウラー位
- バイタルサイン（呼吸音・チアノーゼ・SpO_2など）

POINT 承諾書とカルテの記載

- 経鼻栄養チューブの挿入は、リスクを伴う処置であることを医師が患者・家族に説明し、承諾書にサインを得る。
- 医師による説明内容、リスクに対する対策などをカルテに記載する。
- チューブのサイズ、長さなどもカルテに記載しておく。

経鼻栄養チューブの挿入

チューブ挿入前の準備

経鼻栄養チューブを挿入する直前には口腔ケア、必要物品の準備を行い、体位を整える。

口腔ケア

挿入直前の口腔ケアで、感染リスクの軽減を！

経鼻栄養チューブを挿入する患者は、意識障害・嚥下障害などがある場合が多い。自分で歯磨きやうがいを行うことが困難であるため、チューブ挿入直前に口腔内の観察とケアを行う。チューブ挿入により誤嚥性肺炎などの合併症を起こさないよう、口腔内の細菌数を極力減少させておくことが必要である。また、歯のぐらつき、歯根の炎症、抜落歯の有無を確認する。

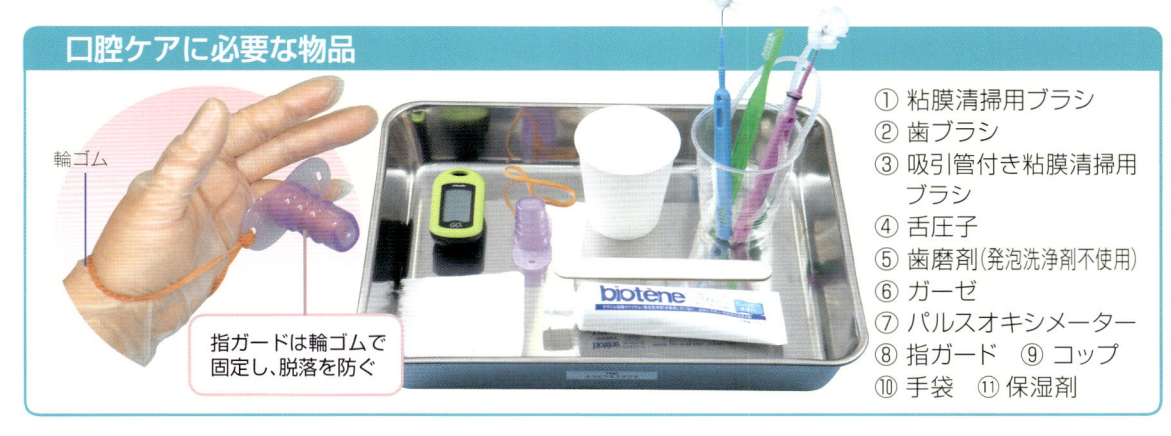

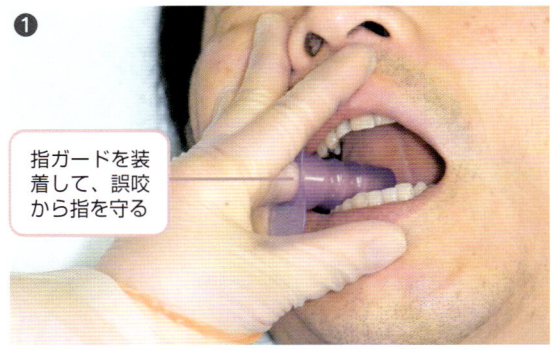

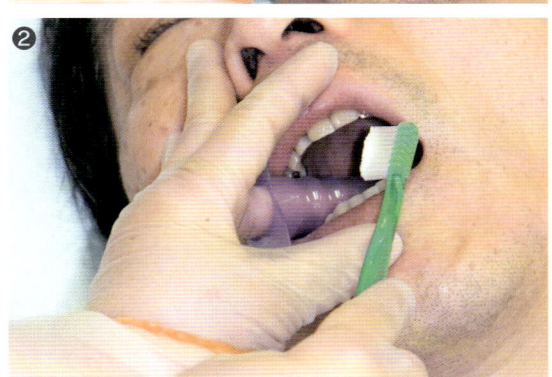

口腔ケアに必要な物品

① 粘膜清掃用ブラシ
② 歯ブラシ
③ 吸引管付き粘膜清掃用ブラシ
④ 舌圧子
⑤ 歯磨剤(発泡洗浄剤不使用)
⑥ ガーゼ
⑦ パルスオキシメーター
⑧ 指ガード　⑨ コップ
⑩ 手袋　⑪ 保湿剤

・輪ゴム
・指ガードは輪ゴムで固定し、脱落を防ぐ

❶ 指ガードを装着して、誤咬から指を守る

❶ 実施者は手袋を装着する。開口状態を維持することが困難な患者では、指ガードをかませて、口腔内を観察。口腔内が痰や血塊で汚染している場合は、口腔内に保湿剤を塗布し、5分ほどおく。

❷ 歯ブラシで歯の清掃を行う。

❸ 吸引管付きブラシで粘膜を清掃し、同時に痰や唾液を吸引する。

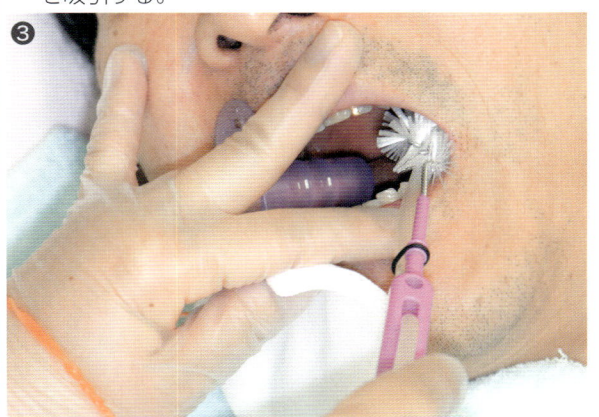

CHAPTER 3

物品準備
チューブの種類・サイズ・長さを確認！

チューブ挿入時の必要物品は、口腔ケア用の物品とは別々に分け、使いやすく準備する。
チューブの種類・サイズ・長さは、カルテと照合し、指示通りであることを確認する。

チューブ挿入に必要な物品

① 経鼻栄養チューブ
② 聴診器
③ 膿盆（ビニール袋付き）
④ 潤滑剤
⑤ ガーゼ
⑥ カテーテルチップシリンジ
⑦ ペンライト
⑧ 舌圧子
⑩ 指ガード
⑪ pH試験紙
⑫ CO_2検知器
⑬ 手袋
⑭ パルスオキシメーター
⑮ 油性フェルトペン
⑨ 絆創膏

体位
上体を挙上し、挿入する鼻孔と反対側に頸部回旋

経鼻栄養チューブ挿入にあたっては、30～45度程度のセミファウラー位をとる。チューブを挿入する鼻孔と反対側に頸部を回旋することにより、挿入路が広くなる。
患者に意識がない場合は、パルスオキシメーターを装着し、モニタリングを行う。

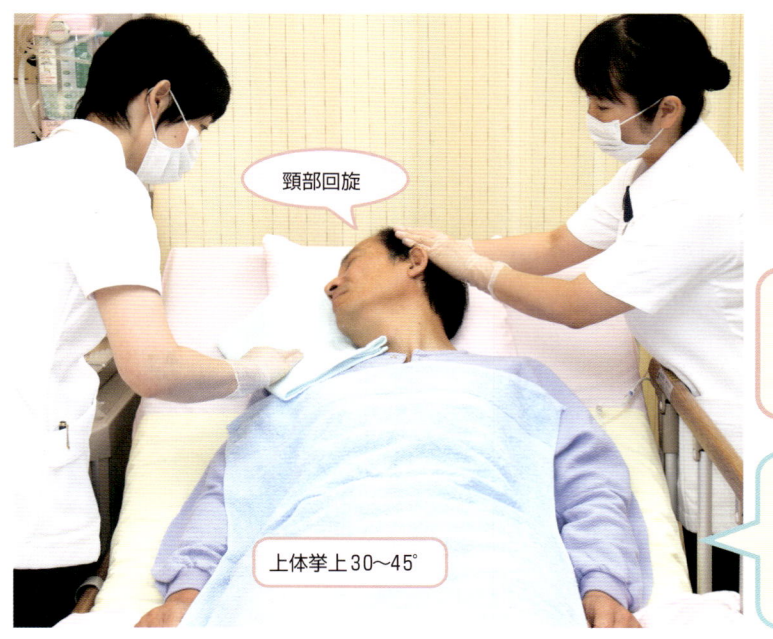

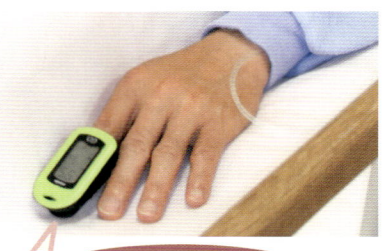

頸部回旋

上体挙上30～45°

POINT
意識のない患者
● パルスオキシメーターを装着し、モニタリングを行う。

EVIDENCE
頸部回旋
● 右側に頸部を回旋すると、左側の梨状陥凹が広がり、チューブが左梨状陥凹を通過しやすい[19-21]。

経鼻栄養チューブの挿入

経鼻栄養チューブの挿入は、手順を踏んで安全・確実に行い、チューブが気管に誤挿入されていないこと、胃内にあることを複数の方法で確認する。

経鼻栄養チューブを安全に挿入するための手順

- **制酸薬服用の有無をチェック** → 制酸薬はpH試験の結果に影響をあたえるので注意！
- **チューブ挿入の長さを測定**（身体に合わせる）
- **体位を整える**：30〜45度のセミファウラー位、頸部回旋
- **頸部前屈位をとり、外鼻孔からチューブ挿入**
- **食道入口にチューブを進める**
- **挿入途中での確認**：口腔内の観察→チューブがとぐろを巻いていれば再挿入
  チューブからの呼吸音・呼気漏れがない→ある場合は再挿入
  チューブからCO_2が検知されない→検知された場合は再挿入
- **チューブを測定した長さまで挿入**
- **内容液を採取**(0.5〜1mL) → 採取できない
  1. 患者を側臥位もしくは半坐位〜立位にして、胃液をためる
  2. チューブにシリンジで空気10〜20mLを注入（乳幼児・小児は1〜5mL）
  3. 15〜30分待機
- **内容液を採取**(0.5〜1mL) → 採取できない
  - チューブをさらに10〜20cm進める（乳幼児・小児の場合は1〜2cm）
- **内容液を採取**(0.5〜1mL) → 採取できない
  1. チューブを抜去し、再挿入
  2. X線写真撮影によりチューブ位置を確認
- **pH試験紙による測定**　pH5.5以下 / pH5.6以上
  - 最大1時間の間隔を開ける
- **内容液を採取**(0.5〜1mL)
- **pH試験紙による測定**　pH5.5以下 / pH5.6以上
  1. チューブを抜去し、再挿入
  2. X線写真撮影によりチューブ位置を確認
- **X線写真撮影によるチューブ位置の確認**
- **チューブの固定**
- **栄養剤の投与**

CHAPTER 3

長さの測定 — チューブ挿入の長さの測定

実際に挿入するチューブで、患者の外鼻孔→外耳孔→喉頭隆起→心窩部とたどり、外鼻孔から胃までの長さを測定する。

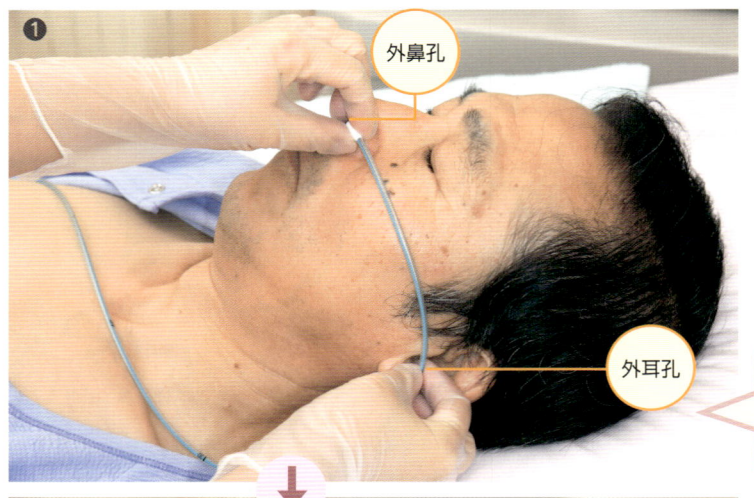

❶ 外鼻孔
外耳孔

❶ 実際に患者に挿入するチューブを用いて、外鼻孔から胃までのおよその長さを体表から測定する。
まず、チューブ先端を患者の外鼻孔に置き、頬に沿ってチューブを伸ばし、外耳孔までたどる。

POINT
- 外鼻孔から外耳孔までの長さは、外鼻孔から上咽頭付近までの長さの参考値となる。

❷ 喉頭隆起
外耳孔

❷ 次に、外耳孔に置いたチューブを固定し、頸部のラインに沿って、喉頭隆起までたどる。

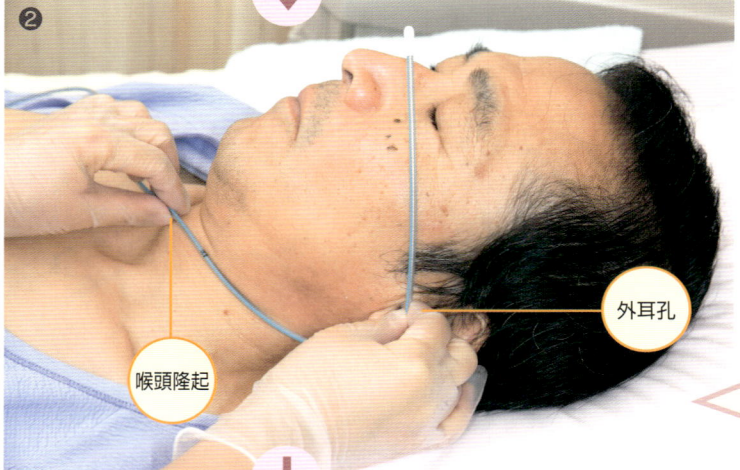

POINT
- 外耳孔から喉頭隆起までの長さは、上咽頭から食道入口付近までの長さの参考値となる。

❸ テープを仮留めし、マーキング
喉頭隆起
心窩部

❸ 喉頭隆起に置いたチューブを固定し、胸部正中をまっすぐに下降して心窩部までたどる。
心窩部の位置で、チューブにテープを仮留めし印をつける。

POINT
- 喉頭隆起から心窩部までの長さは、食道入口から胃までの長さの参考値となる。
- 心窩部の位置で、チューブにテープを仮留めしマーキングを行う。

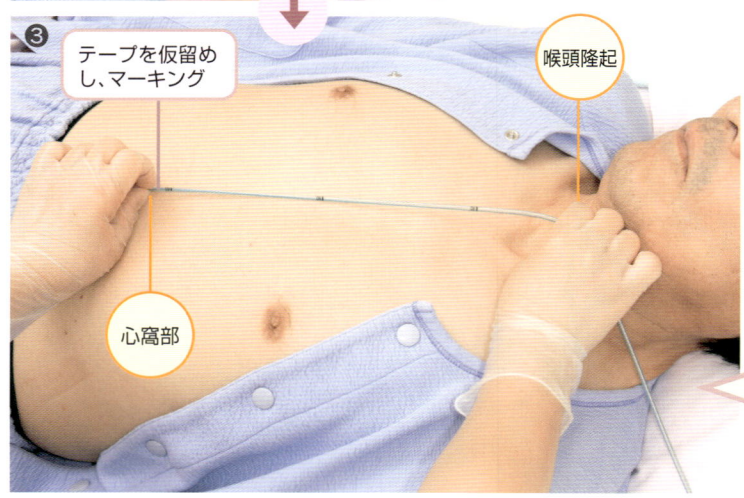

経鼻栄養チューブの挿入

挿入開始 ▶ 食道入口

チューブ挿入開始から、食道入口まで

上咽頭→中咽頭→梨状陥凹→食道入口とチューブを進めるには、頸部回旋位をとり、頸部前屈、必要に応じて頸部後屈など、チューブを誘導しやすい体位をとることが重要である。

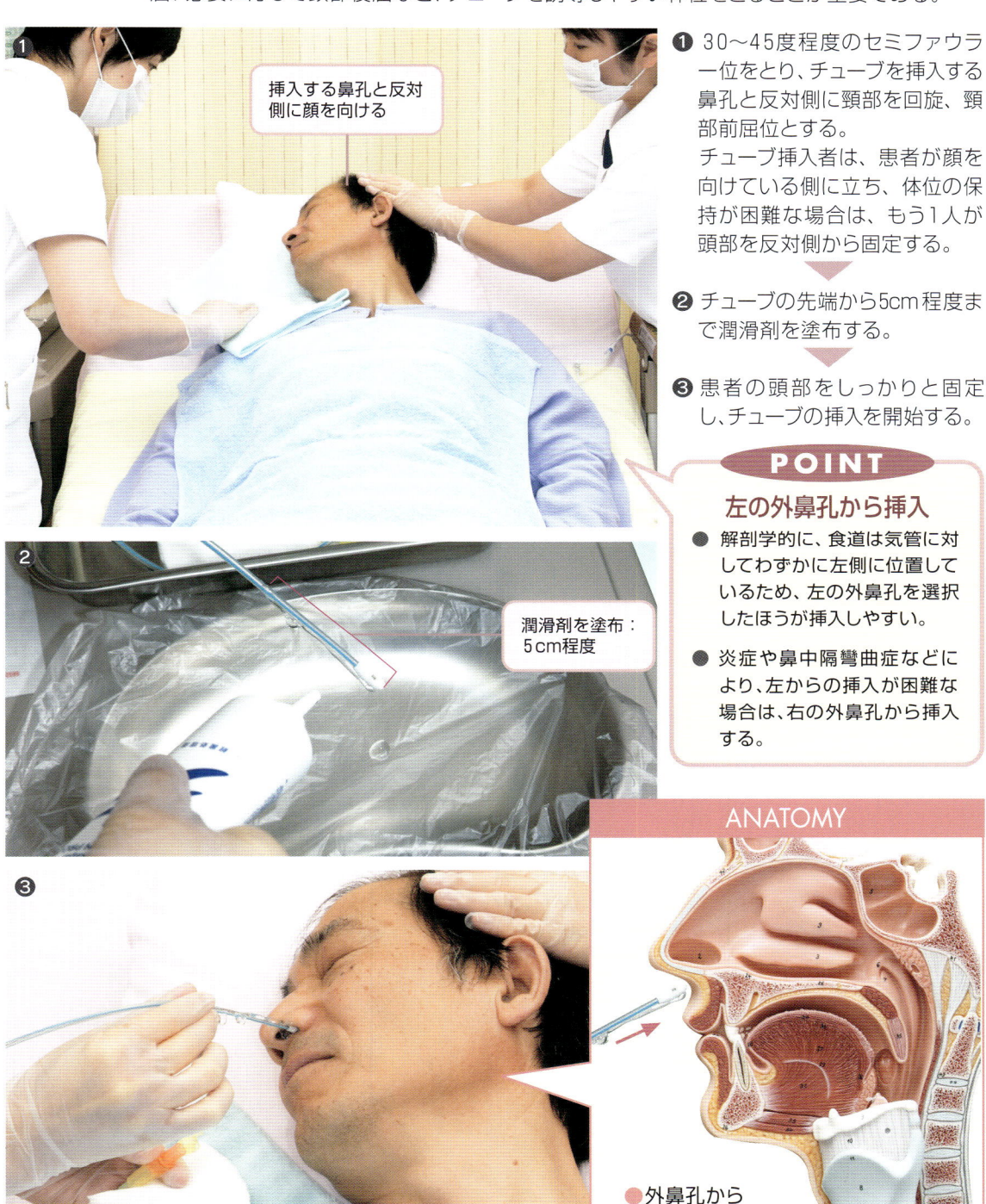

❶ 30〜45度程度のセミファウラー位をとり、チューブを挿入する鼻孔と反対側に頸部を回旋、頸部前屈位とする。
　チューブ挿入者は、患者が顔を向けている側に立ち、体位の保持が困難な場合は、もう1人が頭部を反対側から固定する。

❷ チューブの先端から5cm程度まで潤滑剤を塗布する。

❸ 患者の頭部をしっかりと固定し、チューブの挿入を開始する。

1 挿入する鼻孔と反対側に顔を向ける

2 潤滑剤を塗布：5cm程度

POINT　左の外鼻孔から挿入

● 解剖学的に、食道は気管に対してわずかに左側に位置しているため、左の外鼻孔を選択したほうが挿入しやすい。

● 炎症や鼻中隔彎曲症などにより、左からの挿入が困難な場合は、右の外鼻孔から挿入する。

ANATOMY

● 外鼻孔からチューブの挿入を開始する

CHAPTER 3　わざ――経鼻栄養チューブの挿入

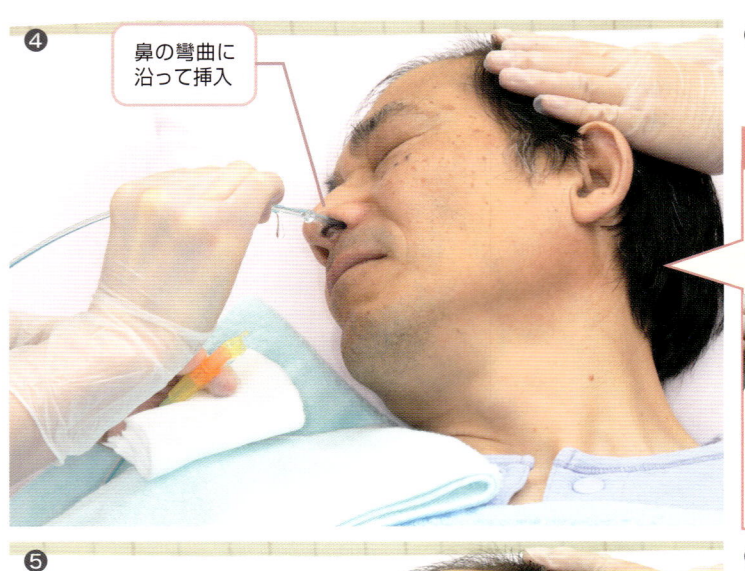

CHAPTER 3

❹ 鼻の彎曲に沿って、ゆっくりとチューブを進める。

❹ 鼻の彎曲に沿って挿入

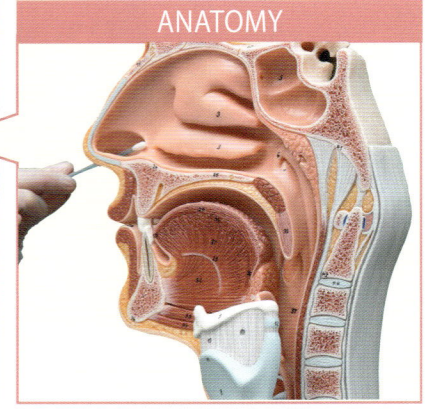

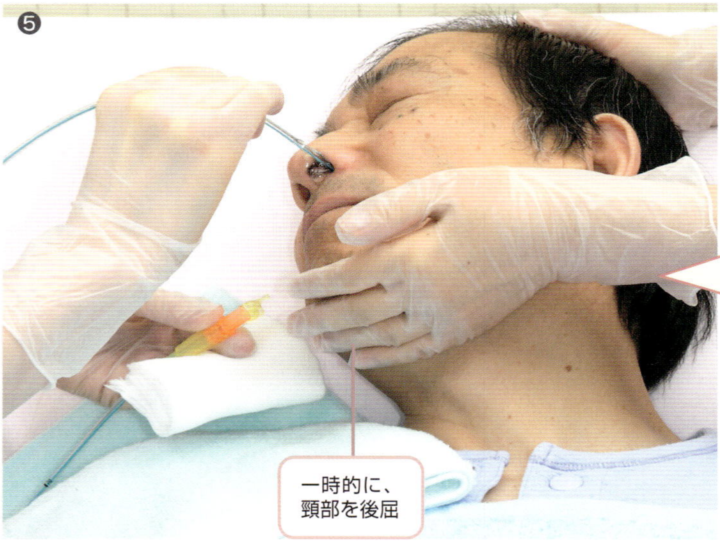

❺ 上咽頭後壁にチューブ先端が当たり、挿入が困難な場合は、一時的に頸部を後屈させ、上咽頭を通過させる。

一時的に、頸部を後屈

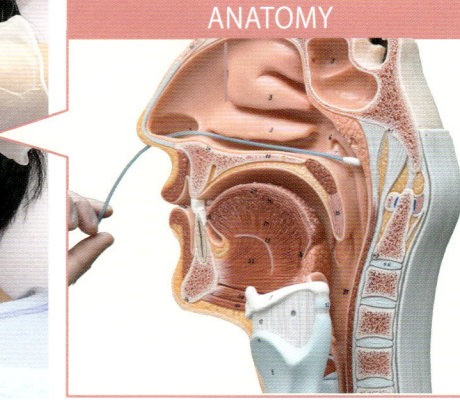

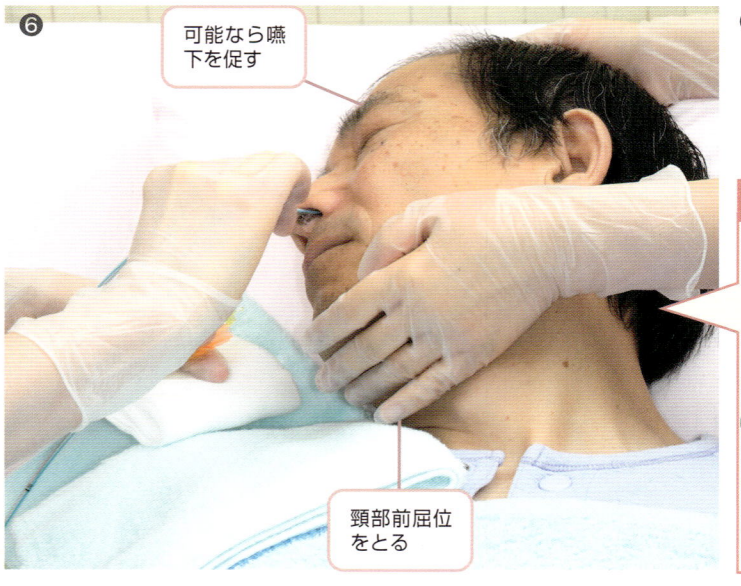

❻ チューブを中咽頭へと進め、頸部前屈位をとる。
　そのままチューブを咽頭後壁に沿って進め、食道入口部を通過させる。この際、可能なら、患者に嚥下を促す。

可能なら嚥下を促す

頸部前屈位をとる

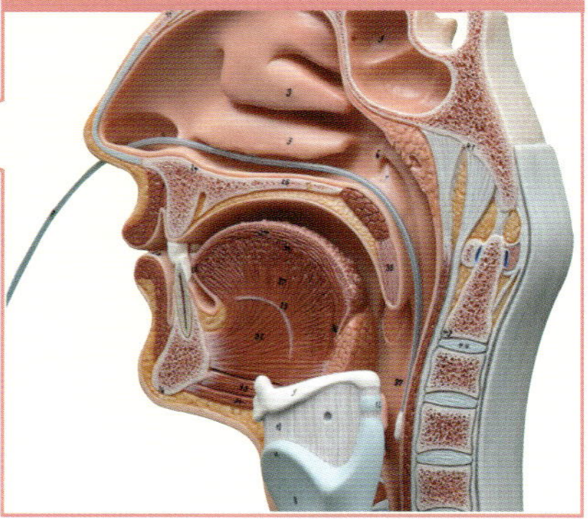

経鼻栄養チューブの挿入

挿入途中での確認

20cm程度挿入したら、口腔内・咽頭部を観察

経鼻栄養チューブを20cm程度挿入したら、患者の口腔内・咽頭部を観察し、チューブが正常に誘導されていること、気管に入っていないことを確認する。

口腔内・咽頭部の観察

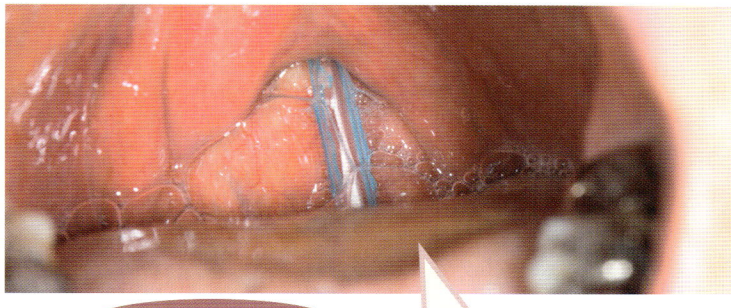

❶ 患者の口を開け、チューブが口腔内でトグロを巻いていないことを確認する。

❷ さらに、チューブが左側から右側へと、咽頭部を交差して走行していないことを確認する。

POINT　口腔内の観察ポイント
- チューブが口腔内でとぐろを巻いていない。
- チューブが咽頭部を交差して走行していない。

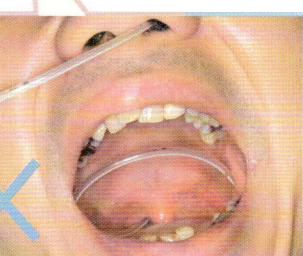

EVIDENCE　チューブの咽頭部交差
- チューブが、挿入した鼻孔と同側の梨状陥凹を通過せず、咽頭部を交差して走行していると、嚥下時に喉頭蓋の閉鎖を妨げる場合があり、誤嚥の誘因となる。

呼吸音・呼気漏れの有無

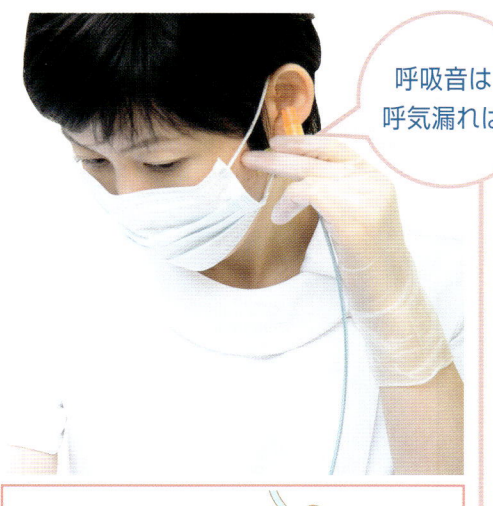

呼吸音は？
呼気漏れは？

チューブ末端を耳に近づけ、呼吸音や呼気漏れがないことを観察。気管に挿入されていないことを確認する。
この時、患者の胸腹部の動き、顔色、呼吸状態を観察する。

POINT　呼吸音と呼気漏れを観察する練習
- チューブ末端を耳に近づけ、チューブ先端から息を吹き込むことで、呼吸音や呼気漏れの観察を練習する。
- この際、外耳孔入口を湿らせると、皮膚感覚が鋭敏になる。

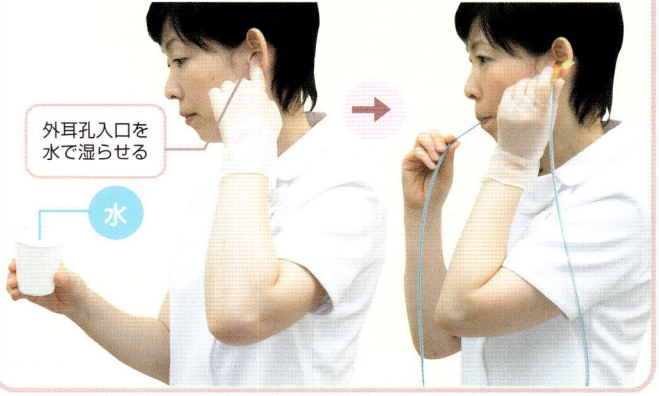

外耳孔入口を水で湿らせる

水

気管
食道

CHAPTER 3

CO_2の検知

経鼻栄養チューブの気管内誤挿入の有無を確認する新しい機器として、コンファーム・ナウ®が発売されている。

コンファーム・ナウ®は、カラーインジケータの色の変化によりCO_2の存在を示す。CO_2が検知されるということは、チューブの気管への誤挿入が疑われる。

チューブを20cm程度挿入したところで、CO_2の有無を検知し、気管への誤挿入がないことを確認する。

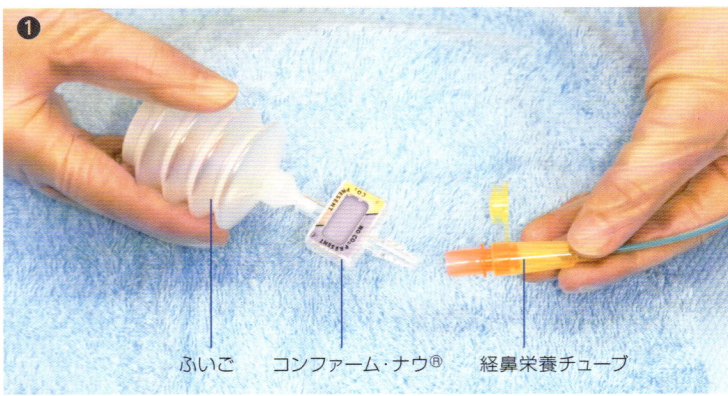

❶ コンファーム・ナウ®にふいごを取り付け、挿入途中の経鼻栄養チューブ末端に接続する。
この際、チューブがYコネクター型である場合は、コンファーム・ナウ®の接続口以外のポートを、指やキャップですべて閉じる。

❷ ふいごを押して、経鼻栄養チューブに空気を送り込む。
その後、ゆっくりとふいごを放し、コンファーム・ナウ®にチューブ内の気体を引き込む。

❸ カラーインジケータの色の変化を観察する。色の変化がなければ、チューブは食道に挿入されていると判断し、そのままチューブを進める。
カラーインジケータの色が黄色に変化すると、CO_2が存在し、気管に誤挿入された疑いがある。
速やかにチューブを抜去し、再挿入を行う。

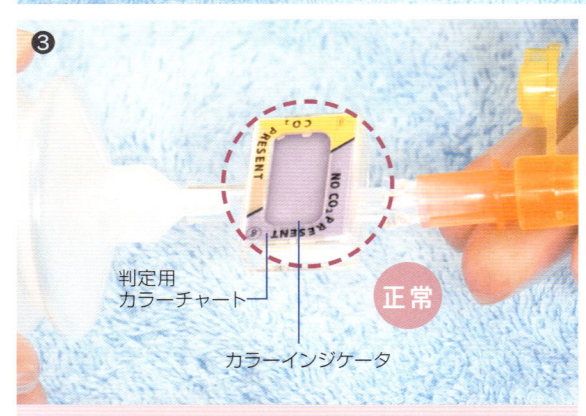

正常
- カラーインジケータに色の変化がみられない場合は、CO_2は存在しない。
- チューブが食道に正しく挿入されていることを示す。

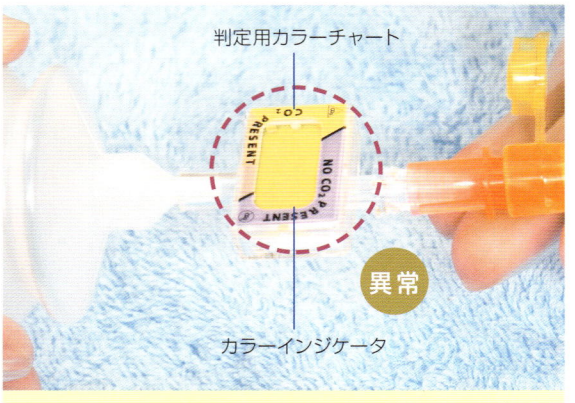

異常
- カラーインジケータの色が黄色に変化した場合は、CO_2の存在を示す。
- 気管への誤挿入が疑われるため、直ちにチューブを抜去する。

経鼻栄養チューブの挿入

食道入口 ▼ 胃

初めに測定した長さまで、チューブを挿入

チューブが気管内に誤挿入されていないことを確認したら、初めに測定した長さまで、チューブを進める。

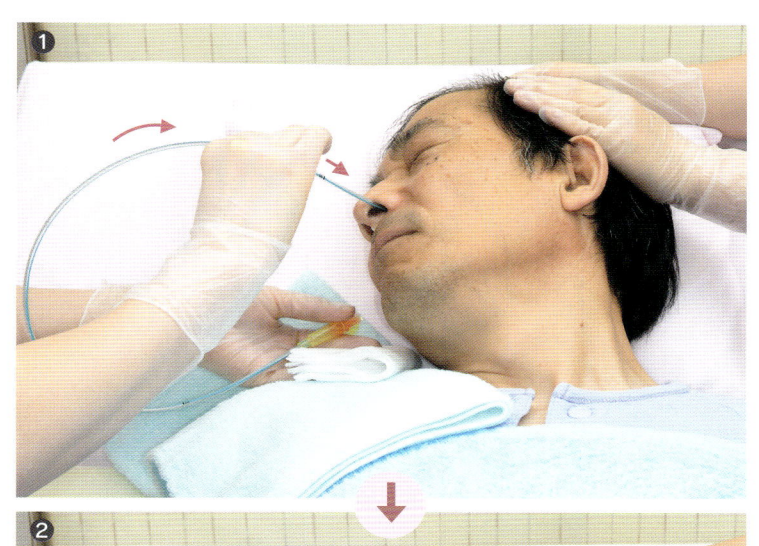

❶❷ 頸部回旋位をとり、体位の保持が困難な場合は頭部をしっかりと固定し、ゆっくりとチューブを進めていく。

❸ 最初に測定した長さまでチューブを進めたら、チューブ先端が胃内に挿入されていることを確認する（確認法はp52～53参照）。

❸ 初めに測定した長さまで挿入

初めに測定し、テープでマーキングした位置を外鼻孔に合わせる

POINT
チューブ位置の確認

- 経鼻栄養チューブ末端から吸引液を採取し、観察とpH測定を行う。
- 胃内容液のpHは5.5以下である。
- さらに、X線写真撮影を行うと、確実にチューブの位置を確認できる。

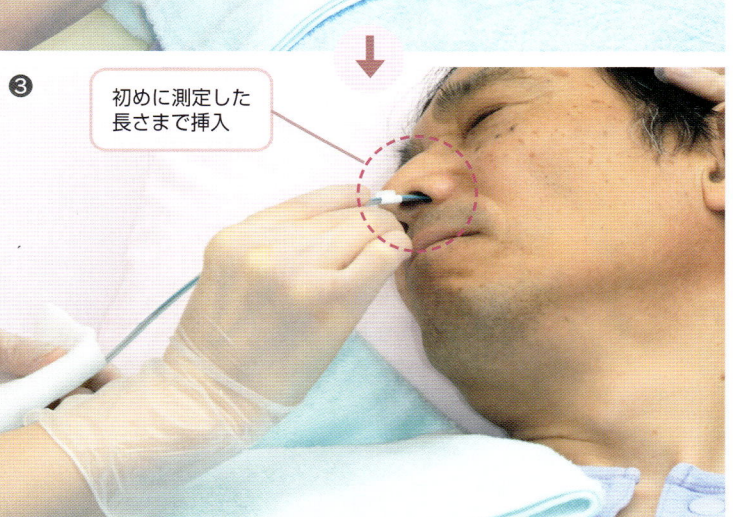

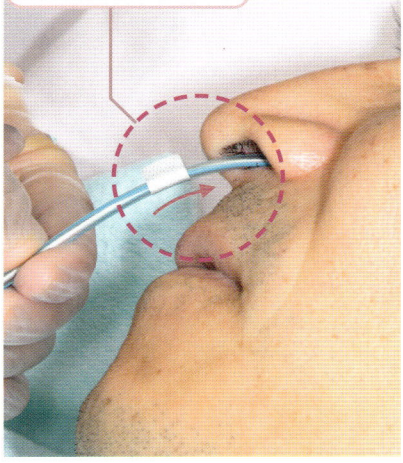

CHAPTER 3

pH測定　X線写真撮影

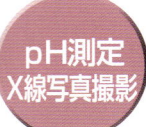

チューブ挿入位置の確認

チューブが胃内にあることを確認するには、吸引液のpH測定とX線写真の撮影が有効である。患者が制酸薬を服用している場合は、吸引液のpH測定は行わず、X線写真の撮影によりチューブ位置の確認を行う。

吸引液の観察とpH測定

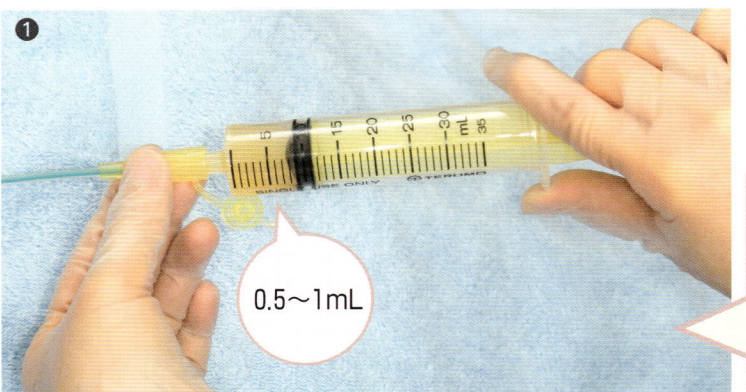

❶ 経鼻栄養チューブ末端にカテーテルチップシリンジを接続し、吸引液0.5～1mLを採取する。

POINT　吸引液の観察
- 草緑色・無色透明（黄白色の粘液含む）・茶色の場合は、胃内容物である可能性が高い。
- 胆汁色の場合は、チューブが腸内にある可能性がある。
- 気管・気管支分泌物（粘液）、胸腔内液（水様でわら色、時に血液）の場合は、誤挿入の可能性がある。

❷❸ 吸引液をpH試験紙に滴下し、色の変化を観察する。
pH測定の結果が、5.5以下の強酸性と判定される場合は、吸引液が胃内容物である可能性が高い。

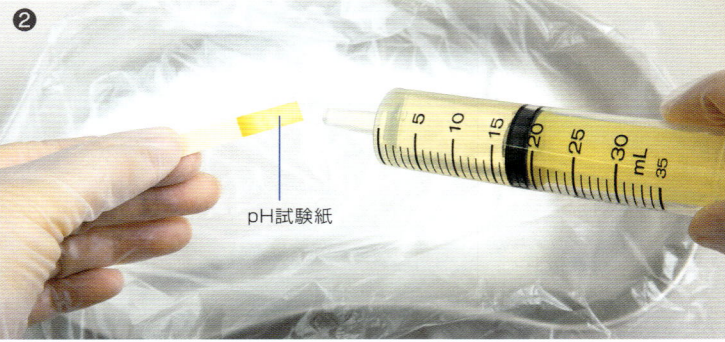

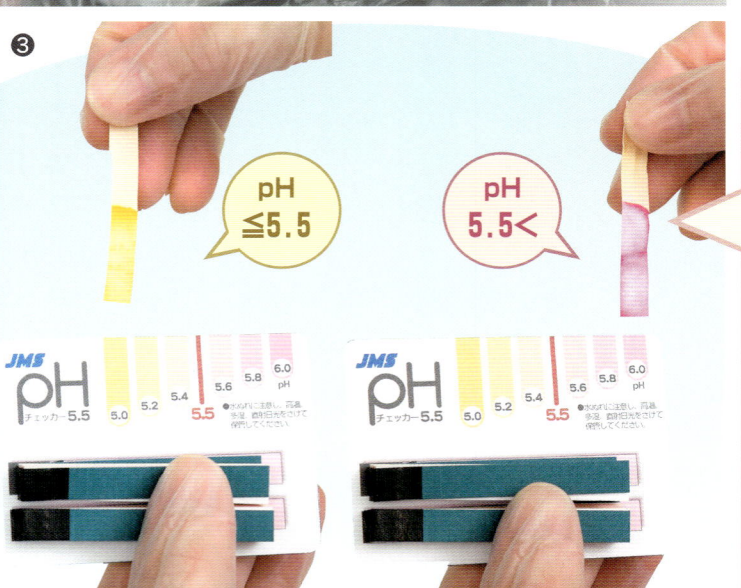

POINT　胃内のpH値
- 胃内は強酸性であり、pH3～5とされる[11]。
- 吸引液のpH値が5.5以下である場合、胃内容物である可能性が高い[13]。

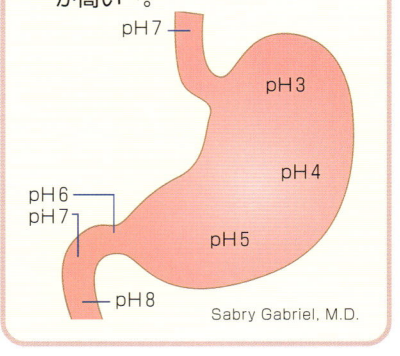

pH ≦5.5　　pH 5.5＜

pH7　pH3　pH4　pH6　pH7　pH5　pH8

Sabry Gabriel, M.D.

経鼻栄養チューブの挿入

X線写真の撮影

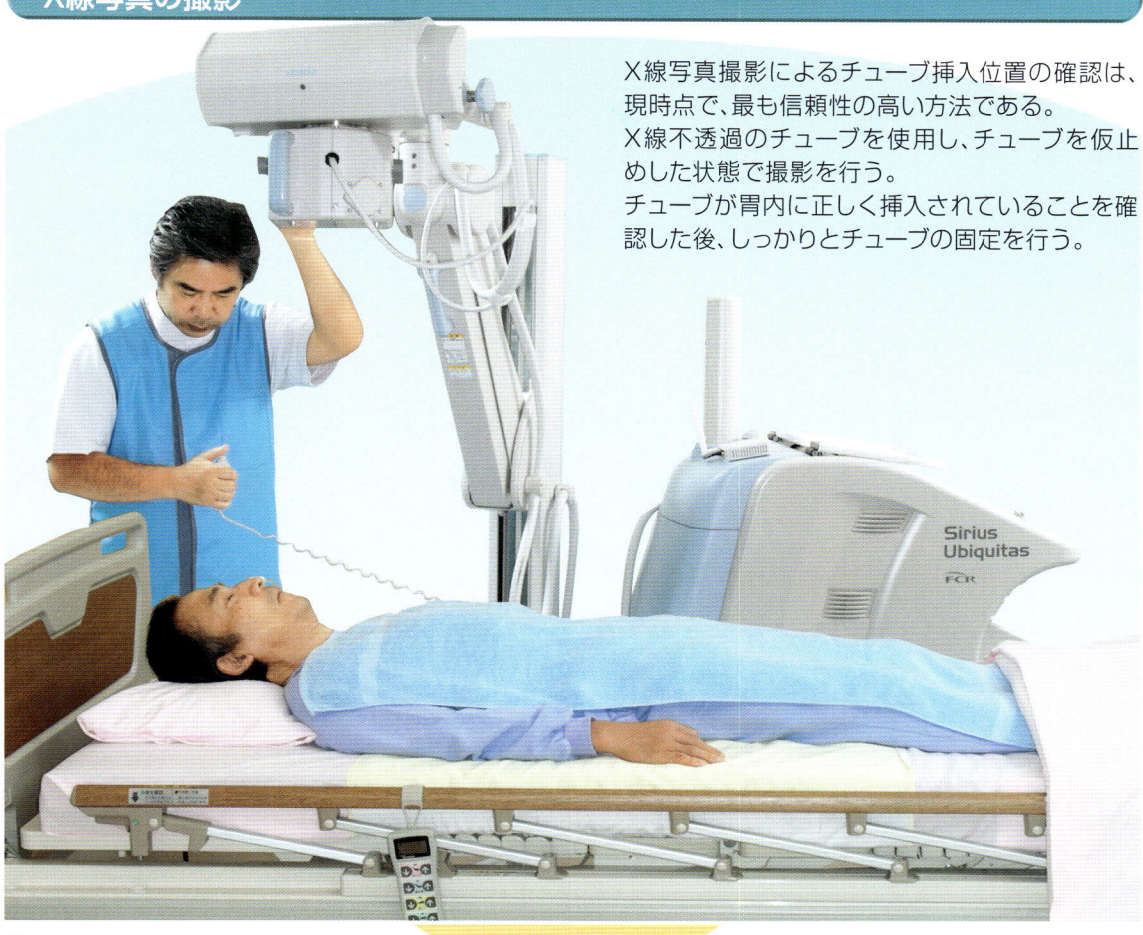

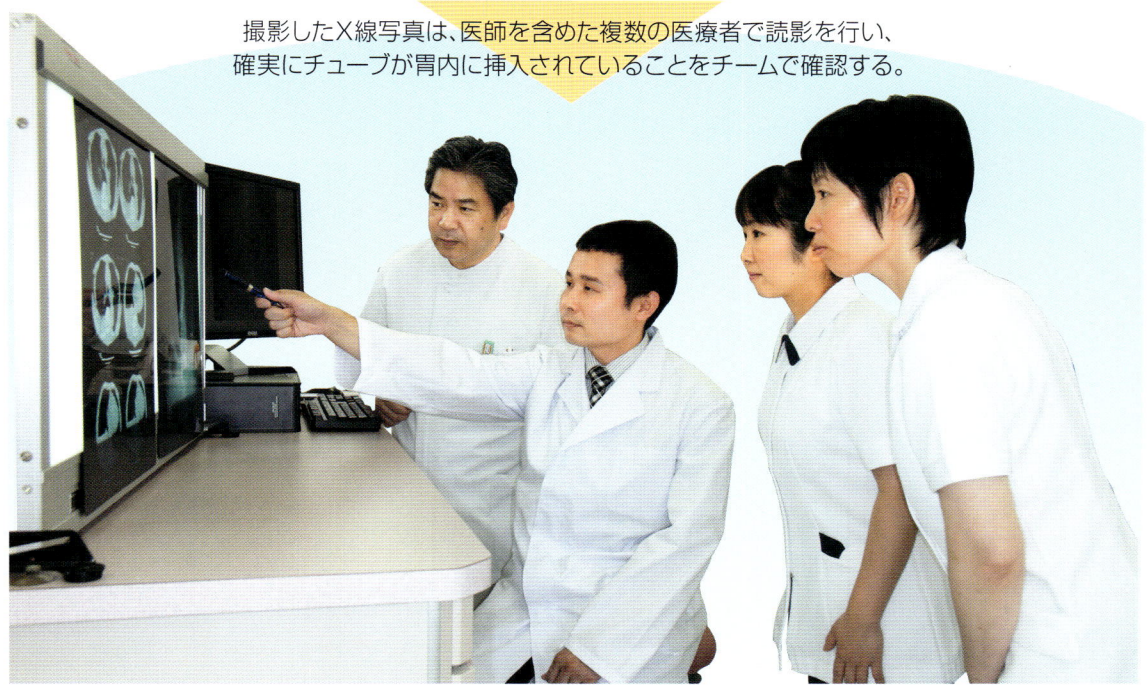

X線写真撮影によるチューブ挿入位置の確認は、現時点で、最も信頼性の高い方法である。
X線不透過のチューブを使用し、チューブを仮止めした状態で撮影を行う。
チューブが胃内に正しく挿入されていることを確認した後、しっかりとチューブの固定を行う。

撮影したX線写真は、医師を含めた複数の医療者で読影を行い、確実にチューブが胃内に挿入されていることをチームで確認する。

CHAPTER 3

チューブの固定
チューブが胃内に留置されたことを確認後、固定する

経鼻栄養チューブが胃内に留置されたことを確認後、チューブが抜けないよう、2箇所に固定を行う（p62参照）。この時点で、最初につけた仮留めテープのマーキングをはがし、直接チューブに油性フェルトペンでマーキングを行う。ここでは、鼻の部分の固定法を紹介する。

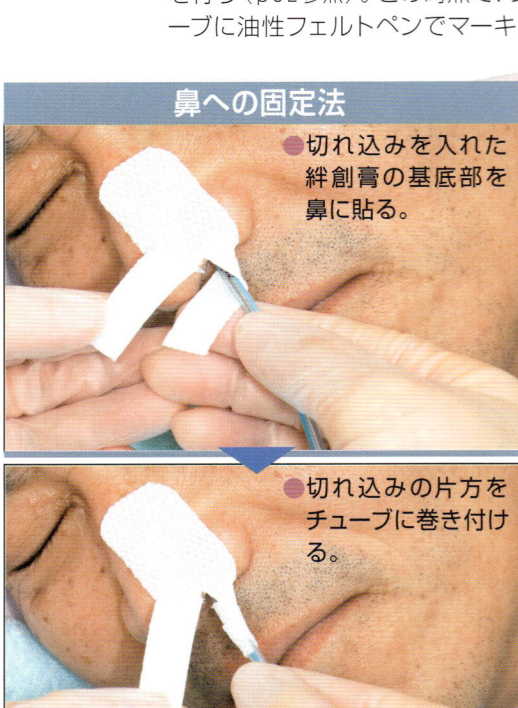

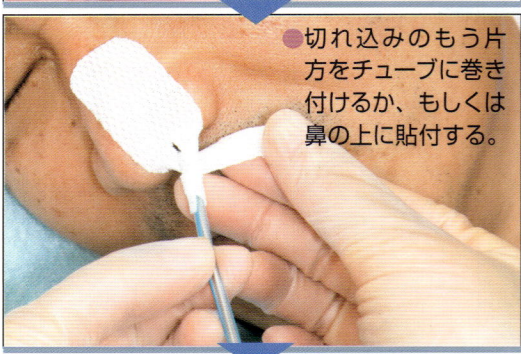

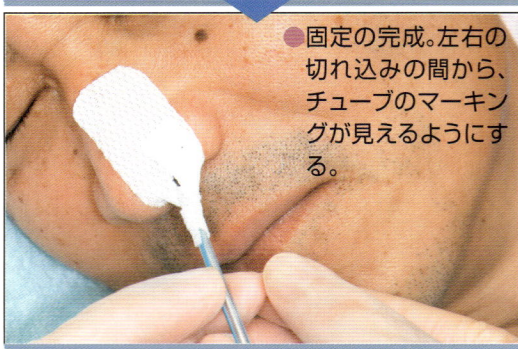

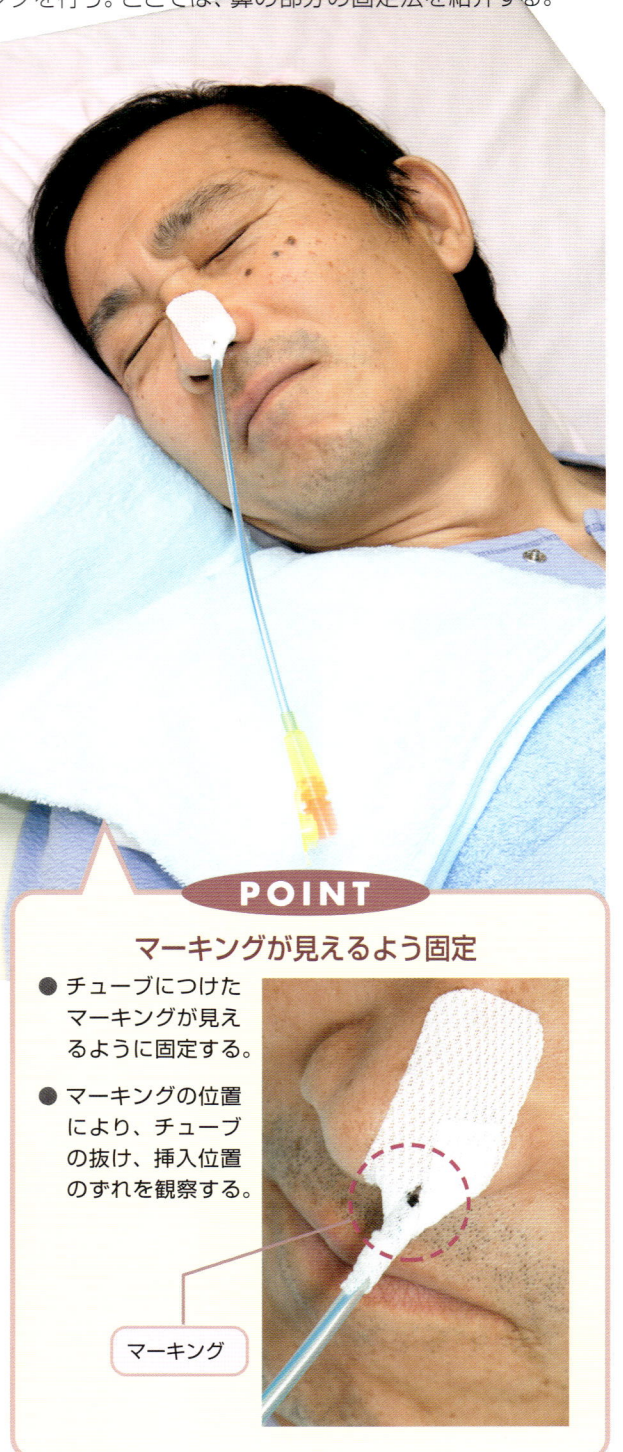

鼻への固定法

- 切れ込みを入れた絆創膏の基底部を鼻に貼る。

- 切れ込みの片方をチューブに巻き付ける。

- 切れ込みのもう片方をチューブに巻き付けるか、もしくは鼻の上に貼付する。

- 固定の完成。左右の切れ込みの間から、チューブのマーキングが見えるようにする。

POINT
マーキングが見えるよう固定

- チューブにつけたマーキングが見えるように固定する。
- マーキングの位置により、チューブの抜け、挿入位置のずれを観察する。

マーキング

経鼻栄養チューブの挿入

スタイレットのある場合
スタイレットは、チューブ固定後に抜く

スタイレット付きのチューブを挿入した場合は、チューブが抜けないよう、まずは1箇所固定してから、スタイレットを抜去する。スタイレット付きチューブの挿入は、患者にとって異物感が強い。X線写真撮影によりチューブが正しく留置されたことを確認後、速やかに抜去する。その後、もう1箇所、固定を追加する。

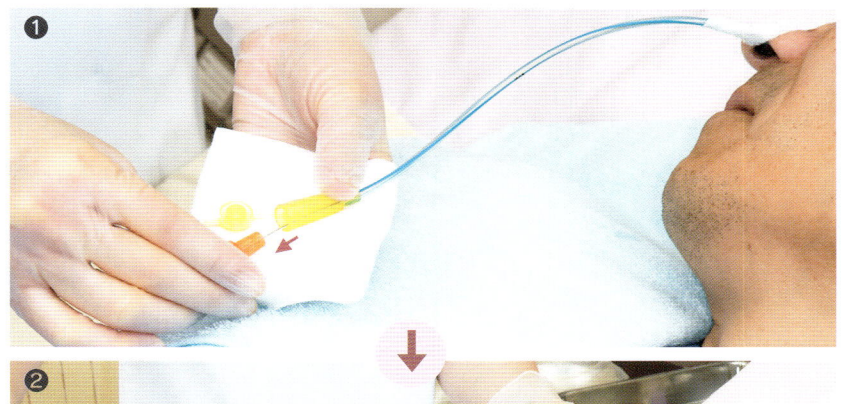

❶ チューブがしっかり固定できたこと、マーキングを行ったことを確認してから、スタイレットの抜去を開始する。

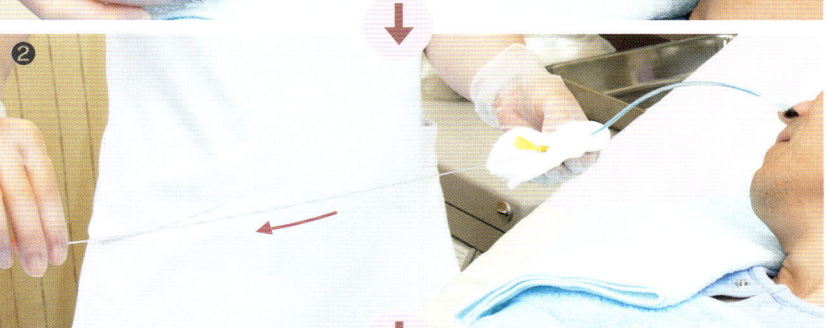

❷ チューブを片手で押さえ、もう片方の手でスタイレットをゆっくりと引き抜く。

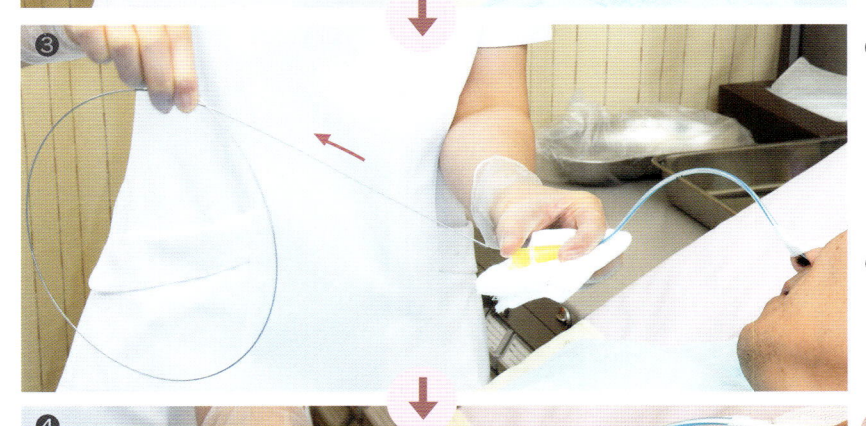

❸ スタイレットを丸めながら、さらに抜去を続ける。

❹ スタイレットの抜去が終了したら、栄養チューブ末端のキャップを閉じる。

POINT
スタイレットは速やかに廃棄
- チューブの閉塞を解除する目的でのスタイレットの使用は禁忌である。これを防止するためにも、抜去したスタイレットは速やかに廃棄する。

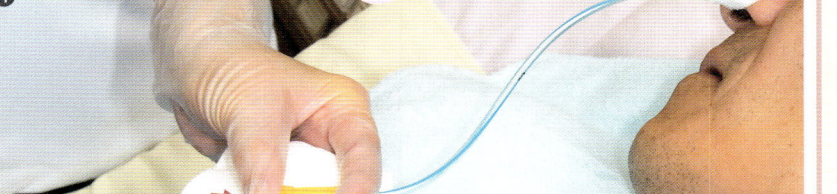

CHAPTER 3

嚥下とともにチューブを進める

意識がある患者

意識がある患者にチューブを挿入する場合は、「ごっくんと、唾を飲みこんでください」と嚥下を促し、甲状軟骨が上がった時にチューブを進める。1回の嚥下で5〜10cm進め、これを何回か繰り返す。

左鼻孔から挿入する場合

左外鼻孔から挿入　右側に頸部回旋

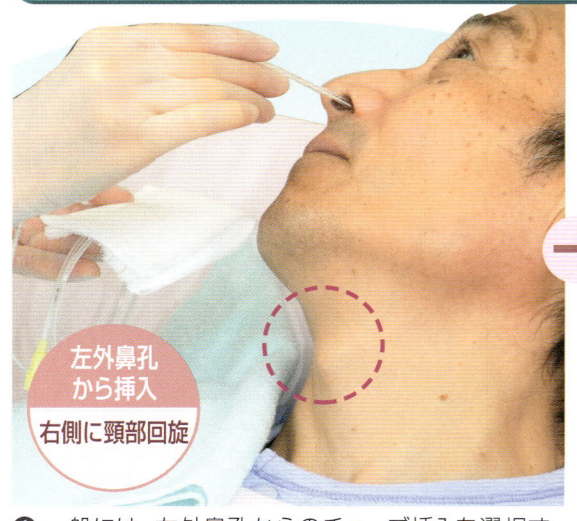

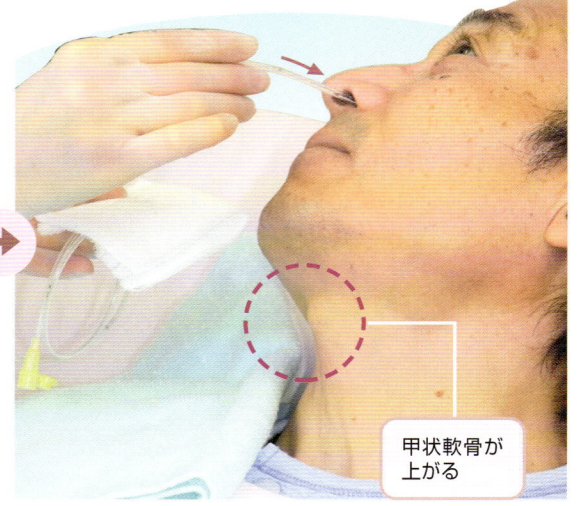

❶ 一般には、左外鼻孔からのチューブ挿入を選択する。この際、頸部を右側に回旋する。

❷ 唾液を飲み込んでもらい、甲状軟骨が上がった時に、チューブを5〜10cm進める。（甲状軟骨が上がる）

右鼻孔から挿入する場合

右外鼻孔から挿入　左側に頸部回旋

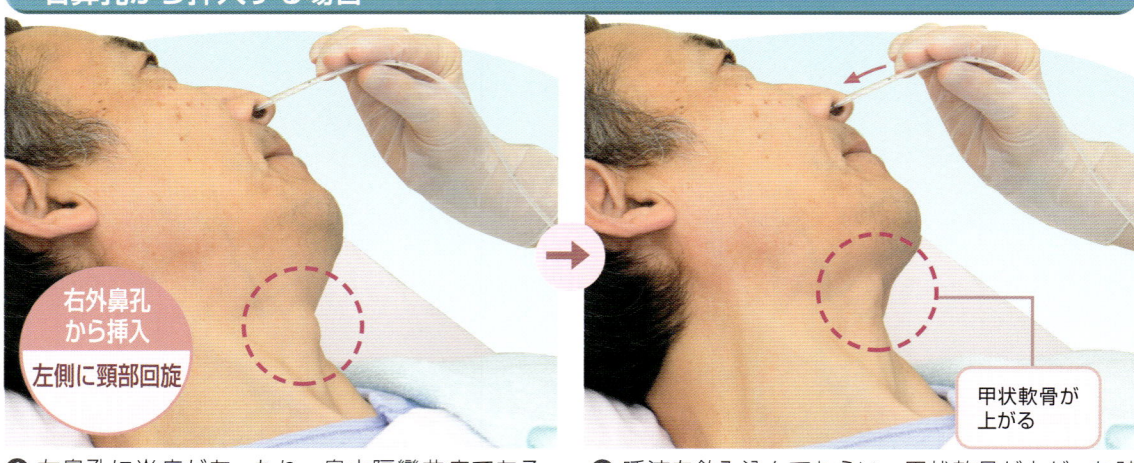

❶ 左鼻孔に炎症があったり、鼻中隔彎曲症であるなど、左外鼻孔からの挿入が困難な場合は、右外鼻孔を選択する。この際、頸部を左側に回旋する。

❷ 唾液を飲み込んでもらい、甲状軟骨が上がった時に、チューブを5〜10cm進める。（甲状軟骨が上がる）

POINT　外鼻孔選択と頸部回旋

- 食道は気管に対してわずかに左側に位置するため、左の外鼻孔を選択したほうが挿入しやすい。
- チューブを挿入する鼻孔と反対側に頸部を回旋すると、挿入路（梨状陥凹）が広がり、挿入しやすい。

経鼻栄養チューブの挿入

チューブ交換時の工夫

食用色素液を注入して、チューブが胃内にあることを確認

すでに留置してある経鼻栄養チューブの交換を行う場合、食用色素を利用すると、安全に迅速に、チューブ位置の確認を行うことができる。

チューブ交換前に食用色素液を胃内に注入し、交換後に吸引を行う。交換前に注入した色素を吸引することで、チューブが胃内にあることを確認できる。

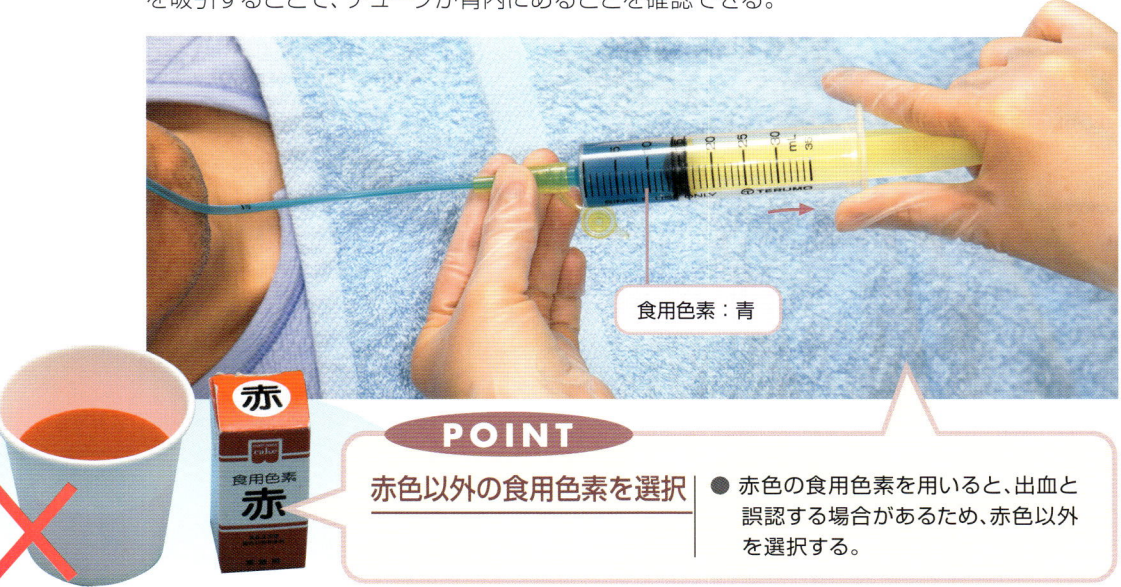

食用色素：青

POINT
赤色以外の食用色素を選択

- 赤色の食用色素を用いると、出血と誤認する場合があるため、赤色以外を選択する。

COLUMN

pH試験紙は多種多様、pHメーターも発売されている

pH（水素イオン指数）を測定するには、pH試験紙を用いるのが一般的であり、多種多様の試験紙が発売されている。基本的には、pH指示薬（水素イオン指数により変色する色素）を染み込ませ、乾燥させたものがpH試験紙であり、色の変化をカラーチャートと見比べて判定する。胃内容液のpH値5.5前後の値が判定できる製品を選択する。

また、pHをデジタル表示するpHメーターも各種発売されている。センサーにサンプルを滴下できるタイプの計測器などがある。

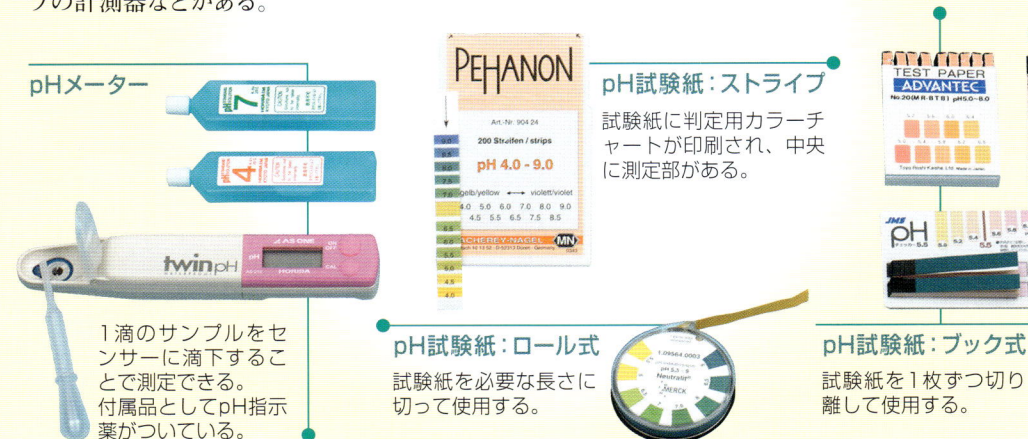

pHメーター
1滴のサンプルをセンサーに滴下することで測定できる。付属品としてpH指示薬がついている。

pH試験紙：ストライプ
試験紙に判定用カラーチャートが印刷され、中央に測定部がある。

pH試験紙：ロール式
試験紙を必要な長さに切って使用する。

pH試験紙：ブック式
試験紙を1枚ずつ切り離して使用する。

CHAPTER 4 ケア

経鼻栄養チューブ挿入後のケアと管理

経鼻栄養チューブを挿入した後、安全に経腸栄養法を行うためには、
チューブの管理と患者へのケアが重要である。
まず、チューブを確実に固定し、日常ケアの中でチューブが逸脱しないよう管理を行う。
栄養剤注入前には、必ずチューブ先端が胃内にあることを確認したうえで、
適切な方法で栄養剤を注入する。
経腸栄養剤の種類と特徴を理解することも大切である。

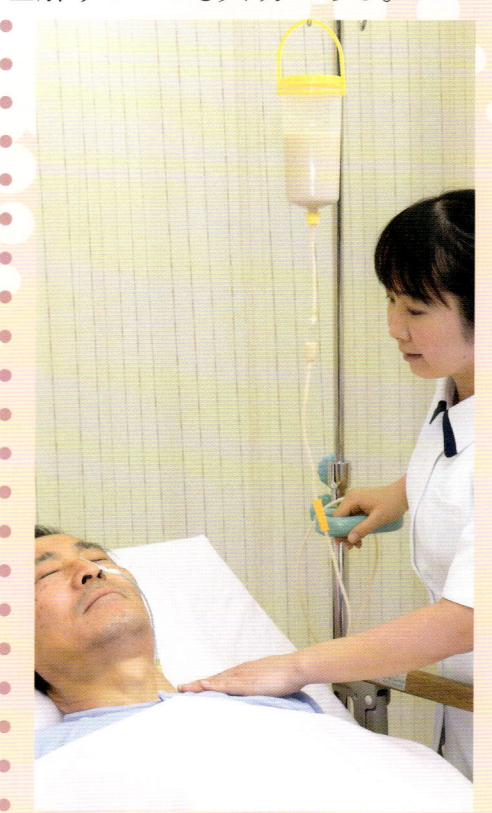

- 栄養剤注入前のチューブ位置の確認
- 経鼻栄養チューブの固定
- 経腸栄養剤の注入
- 経腸栄養法の基礎知識
- チューブ挿入後のケアと管理
  - 経鼻栄養チューブの管理
  - 経腸栄養剤、関連する物品の管理
  - 経腸栄養法の実施

POINT

- 経鼻栄養チューブの基本的な固定法、患者の状態に合わせた固定法を習得する
- 経腸栄養剤注入前の経鼻栄養チューブの挿入位置の確認方法を理解し、実施する
- 経腸栄養剤の準備、注入の手順と留意点を理解し、実施する
- 経腸栄養剤の注入終了後の留意点を理解し、実施する
- 経腸栄養法の適応・禁忌、経腸栄養剤の種類・特徴を理解する

CHAPTER 4

経鼻栄養チューブの固定

経鼻栄養チューブを正しく留置した後は、チューブの逸脱がないよう、確実な固定を行うことが重要となる。
さらに、チューブの圧迫による発赤や潰瘍など、皮膚トラブルの発生を防ぐケアが必要である。

テープの選択

粘着性・伸縮性、通気性、皮膚への刺激に注意！

チューブ固定用の医療用粘着テープを選択する際は、「しっかりと固定する」「皮膚への圧迫を和らげる」などの目的に応じ、粘着性・伸縮性を考慮する。
さらに、皮膚トラブルを予防するため、通気性や皮膚への刺激にも留意して選択する。
チューブ固定にあたっては、テープを適切な形に切って使用する方法が一般的であるが、あらかじめカットされた製品を用いることもできる。

汎用タイプ…適切な形に切って使用

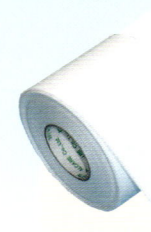

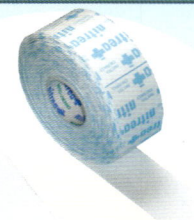

皮膚にやさしいタイプ
主に新生児・透析患者などに用いられる。交換時の組織損傷が軽減される。

一般的なタイプ
テープの材質・幅、粘着剤の性質などが異なり、さまざまな種類がある。

固定用テープ 選択の留意点

- 粘着性
- 通気性
- 伸縮性
- 皮膚への刺激が少ないこと
- はがした後、粘着剤の付着が少ない

カットされたタイプ

あらかじめ適切な形にカットされた医療用粘着テープ。
迅速に固定できる利便性がある。

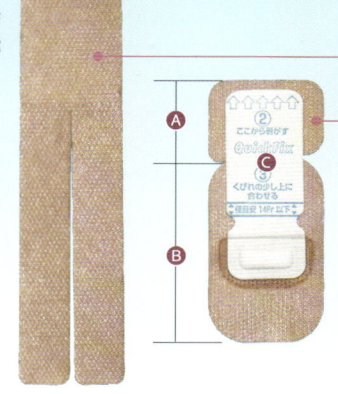

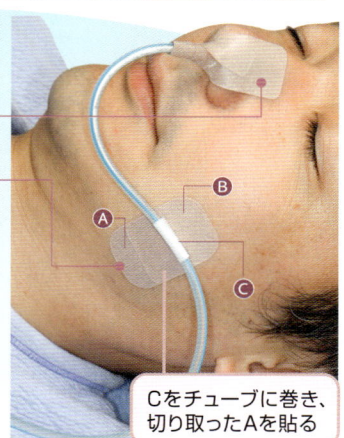

Cをチューブに巻き、切り取ったAを貼る

経鼻栄養チューブ挿入後のケアと管理

テープの用い方 — はがれない、緩まない、皮膚を圧迫しない工夫

経鼻栄養チューブの固定にあたっては、テープがはがれない、緩まない、そして皮膚を圧迫しない工夫が必要である。テープの切り方、用い方の基本とコツを紹介する。

Point.1　角は丸く、押さえて貼付！

- テープは角を丸く切ることで、はがれにくくなる。
- テープは、押さえて貼付することにより、はがれにくくなる。

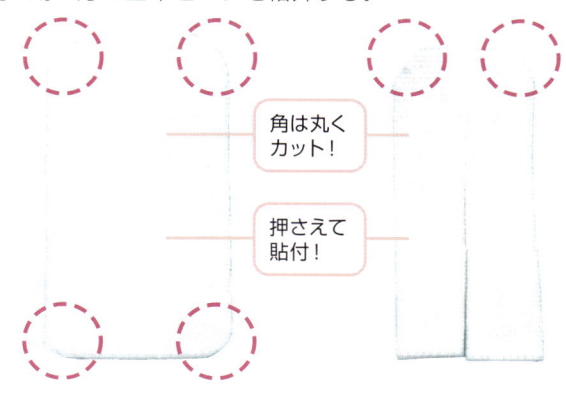

角は丸くカット！
押さえて貼付！

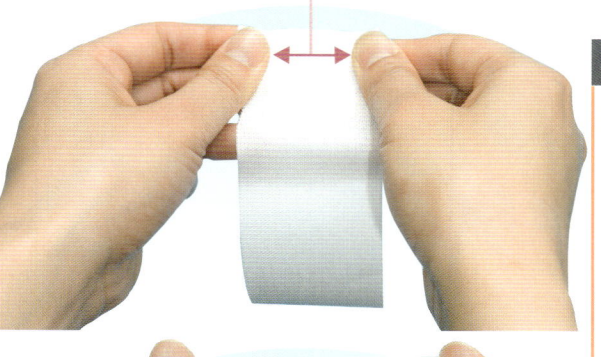

横方向に伸びにくい？

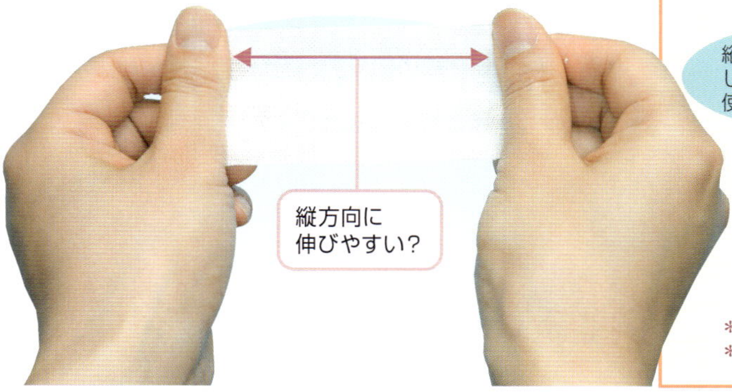

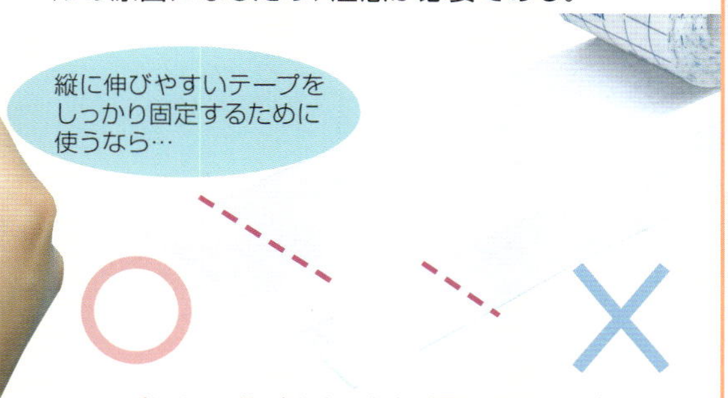

Point.2　伸びやすい方向を確認！

- テープには、縦方向は伸びやすく、横方向は伸びにくいなど、伸縮性に関して製品ごとの特徴がある。
- しっかり固定する場合は、伸びにくい方向にテープを用いる。皮膚への刺激を和らげたい場合や関節部への固定は伸びやすい方向に用いる。ただし、テープを引き伸ばして貼付すると、皮膚トラブルの原因になるため、注意が必要である。

縦方向に伸びやすい？

縦に伸びやすいテープをしっかり固定するために使うなら…

＊テープにより、伸びやすい方向が異なるので注意。
＊全方向に伸縮性のあるテープもある。

Point.3　オメガ（Ω）留めに注目！

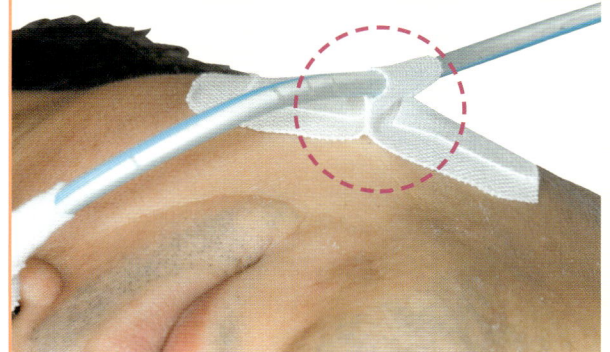

- オメガ（Ω）留めは、テープをチューブ全周に巻きつけ、少し浮かして固定する方法である。

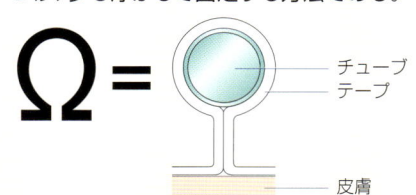

$$\Omega =$$
チューブ
テープ
皮膚

- 皮膚をチューブで圧迫することなく、固定することができる。

CHAPTER 4

基本的な固定法

鼻部・頬部の2箇所に固定する

経鼻栄養チューブの固定は鼻部、頬部（または耳朶）の2箇所に行うのが基本である。
鼻部の固定は、チューブのマーキングが見えるように行う。
頬部の固定は、Ω留めにするとよい。

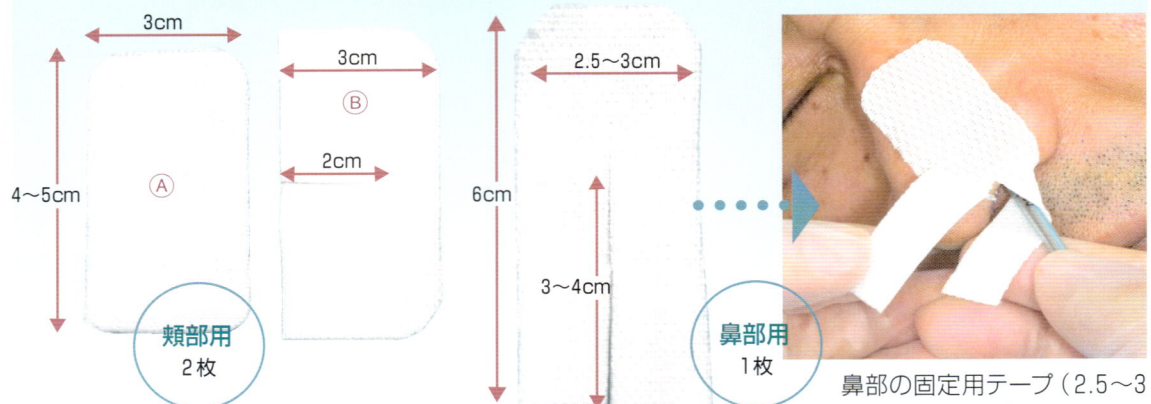

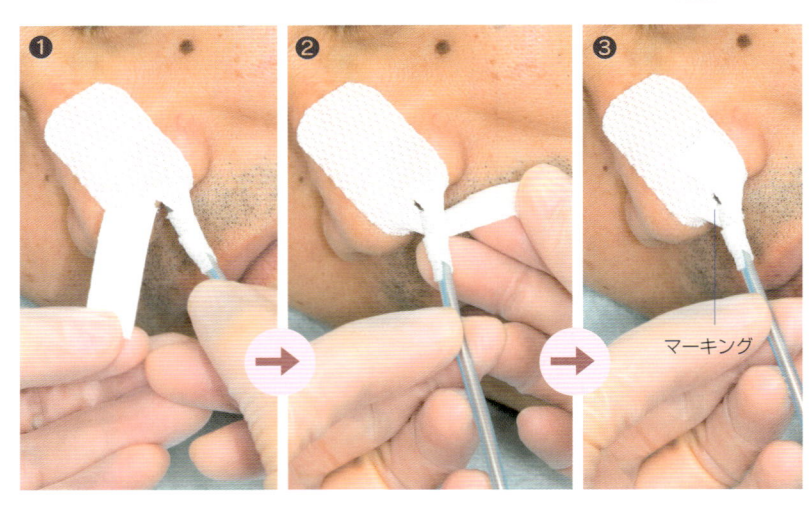

頬部用 2枚：A（3cm × 4〜5cm）、B（3cm × 2cm）
鼻部用 1枚：2.5〜3cm × 6cm、切れ込み3〜4cm

鼻部の固定用テープ（2.5〜3cm×6cm程度）をカットし、切れ込み（3〜4cm程度）を入れる。頬部の固定用テープは2枚用意し、1枚は切れ込みを入れておく。
テープを貼付する皮膚の汚れや皮脂を拭き取る。

❶ 鼻部用テープの基部を鼻に貼る。切れ込みの片方をチューブに巻き付ける。

❷ もう片方は同様に巻き付けるか、鼻部に貼付する。貼付する際、テープを強く引きすぎないよう注意する。

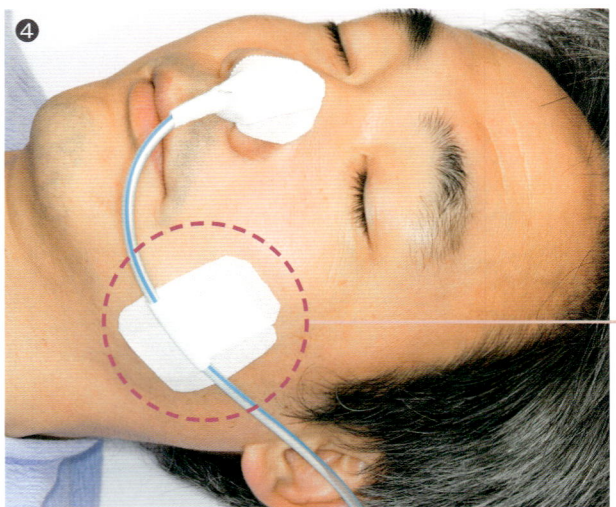

❸ チューブのマーキングが見えるように留意する。

❹ チューブにゆとりを持たせ、テープⒶでΩ留めにて固定する。切れ込みの入ったテープⒷを、Ω留めのテープⒶにかみ合わせて貼付する。

Ω（オメガ）留め

● テープをチューブ全周に貼り、両側から合わせて立ち上がりを作り、左右に分けて皮膚に貼る。

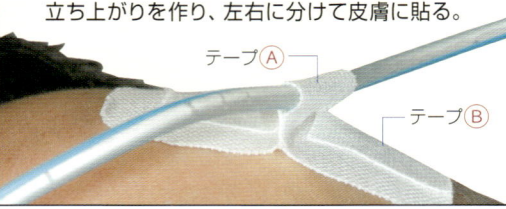

テープⒶ
テープⒷ

経鼻栄養チューブ挿入後のケアと管理

POINT

Ω留めの補強

- Ω留めの立ち上がり部に、切れ込みを入れたテープをかみ合わせて貼付する。
- テープに緊張のかかる部分を補強することになり、固定が強化される。
- 切れ込みの入ったテープを両側から2枚貼付することで、さらに固定を強化することができる。

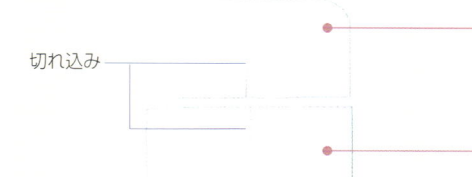

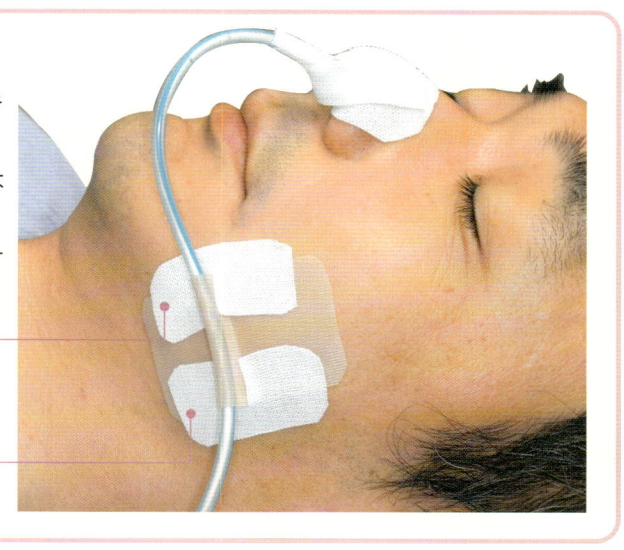

切れ込み

固定法の工夫 患者の状態に合わせたバリエーション

経鼻栄養チューブの固定は、鼻部と頬部（または耳朶）の2箇所に行うという基本をふまえ、患者の状態に合わせて工夫する。

Case.1 鼻の下への固定

- 鼻骨骨折、鼻部に潰瘍があるなど、鼻部への固定が困難な場合は、鼻の下に固定する。

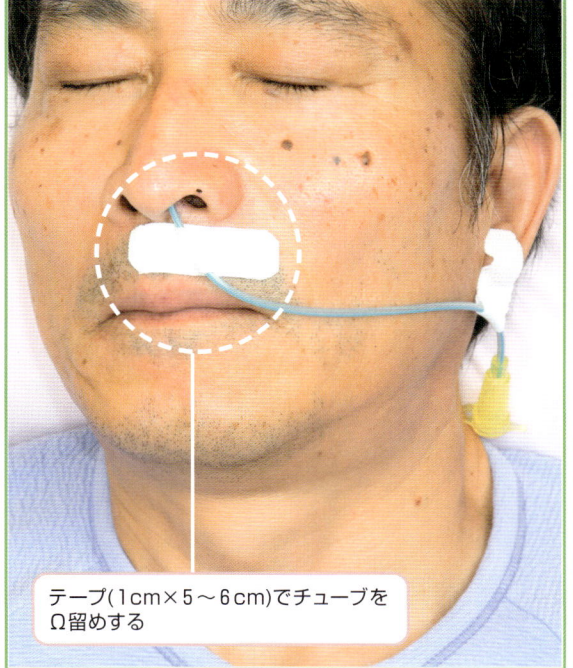

テープ（1cm×5〜6cm）でチューブをΩ留めする

Case.2 自己抜去を予防する固定

- 認知症、術後せん妄、意識障害など、自己抜去の可能性のある患者では、チューブと鼻・頬の間に手が入らないように固定する。

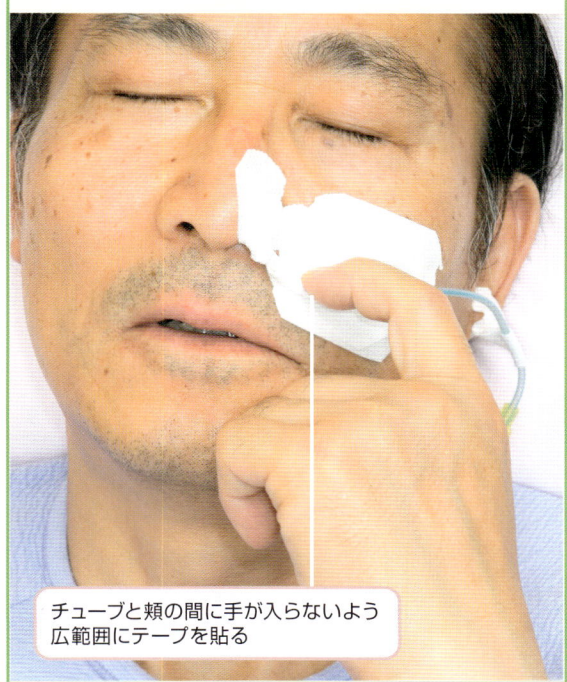

チューブと頬の間に手が入らないよう広範囲にテープを貼る

CHAPTER 4

日常のケア｜マーキング位置の確認、テープの貼り替え

チューブのマーキングは毎日観察し、位置のずれがないことを確認する。
チューブを固定しているテープは、汗や皮脂ではがれやすいため、毎日貼り替える。
その際、固定部の皮膚に発赤・潰瘍などのトラブルがないかを観察し、皮膚を清潔にするためのケアを行う。

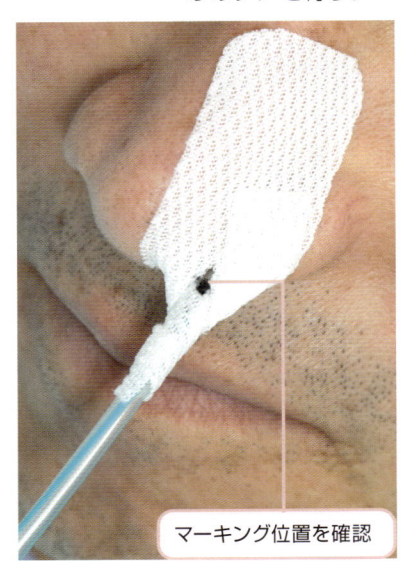

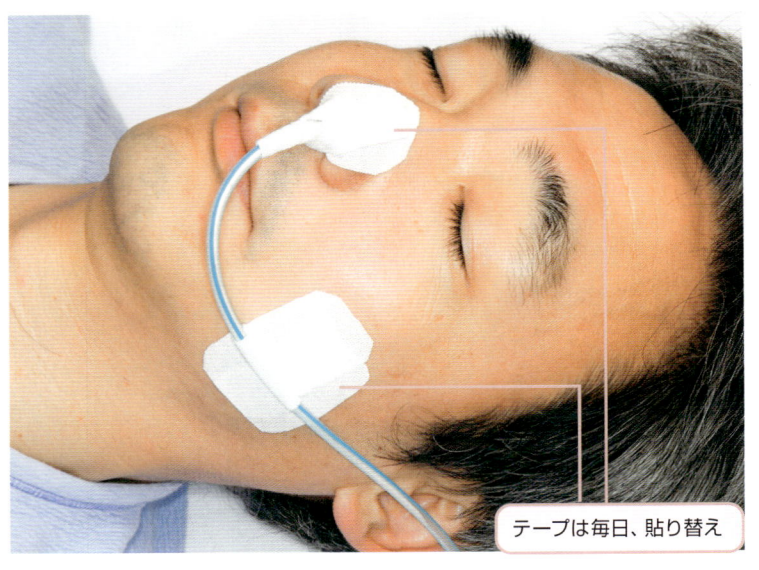

マーキング位置を確認

テープは毎日、貼り替え

小児の場合｜小児に合った固定法の工夫を

小児への経鼻栄養チューブのテープ固定は、発汗や唾液、体動、自己抜去などにより、はがれやすいことを念頭に置き、固定法の工夫と管理を行う。

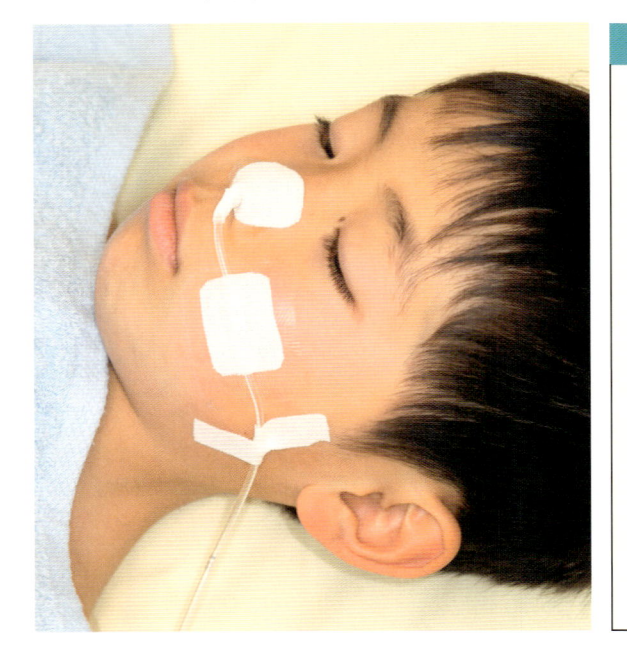

小児へのチューブ固定のポイント

- 小児は顔の表面積が小さいため、できるかぎりテープを小さくカットし、かつ、しっかりと固定する。

- 固定用テープにキャラクターなどのイラストを入れ、患児が固定を嫌がらないよう工夫する。

- 固定部の皮膚にフィルムドレッシング材を貼り、その上にチューブを固定し、皮膚への刺激を和らげる。

- チューブ末端は、患児が触れないよう、衣類の袖をくぐらせるなど工夫する。

- 自己抜去を防ぐために、外鼻孔から出たチューブを上方に向かって鼻筋をたどり、顔面中央に固定する方法もある。

経鼻栄養チューブ挿入後のケアと管理

👉 鼻部に発赤ができてしまった！

経鼻栄養チューブの固定用テープを貼り替える際、鼻部に発赤ができているのを発見！
このような場合、どのように対処したらいいだろうか？
まずは、固定位置を鼻の下に替える、もしくは毎日、少しずつずらす方法が考えられる。
または、チューブを反対側の鼻孔から挿入しなおし、反対側の鼻部に固定する方法をとることもできる。
発赤から潰瘍が形成された場合は、速やかに医師に相談する。
予防法としては、あらかじめ、鼻やチューブが当たる部分に皮膚保護材を貼っておくとよい。

鼻部に発赤が発生！

- 鼻の下に固定、もしくは固定位置をずらす 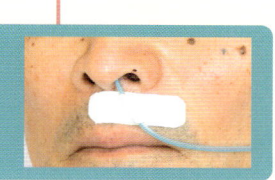
- 反対側の鼻孔からチューブを挿入する

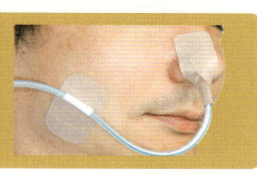

万一、潰瘍が形成されたら…

速やかに医師に相談する

👉 自己抜去と決めつけて抑制？

経鼻栄養チューブを留置している患者のチューブが抜けているのを発見！
このような場合、「自己抜去したに違いない」と決めつけ、抑制を行うのではなく、チューブが抜けた原因を探る必要がある。
原因を探し、ケアや管理方法を見直して、再発防止につなげていく。

チューブが抜けた原因は

- 嘔吐、くしゃみ、激しい咳、吸引の刺激などで偶発的に抜けてしまった！
- 患者の体動、体位変換などの処置の際、チューブが引っ張られて抜けてしまった！
- 皮脂や発汗などによりテープがはがれ、抜けてしまった！
- テープ固定部位の瘙痒感、疼痛があり、自然と手がいって、抜けてしまった！
- 患者にチューブ挿入の目的、注意点などが十分に説明されていなかったため、必要性がわからず抜いてしまった！
- 患者が不穏・せん妄状態、もしくは認知症であり、理解ができずに抜いてしまった！

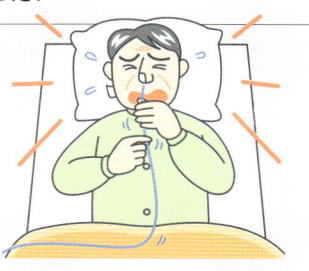

CHAPTER 4

経腸栄養剤の注入

経腸栄養法を安全に実施するためには、栄養剤の準備を適切に行い、栄養剤注入前にチューブ先端が胃内にあることを確認する必要がある。さらに、適切な速度で注入を実施すること、定期的に患者の状態を観察することが重要である。

注入前の準備

患者の状態を観察し、必要物品を準備

栄養剤の注入にあたっては、まず、患者の状態を観察する。
指示票を確認し、栄養剤を正しく適切な方法で準備する。

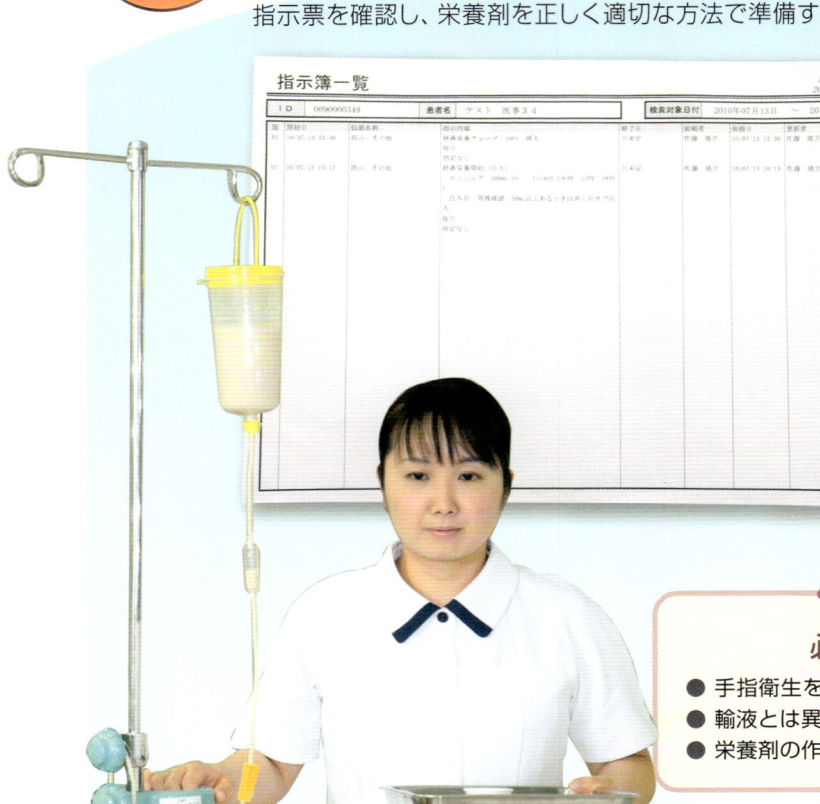

❶ 腹部症状(膨満感・嘔気・嘔吐・下痢など)、呼吸状態、経皮的動脈血酸素飽和度など、患者の状態を観察する。

❷ 指示票により患者名、栄養剤の種類・投与量・投与速度をダブルチェックで確認する。

❸ 手指衛生を行い、清潔な場所で栄養剤、必要物品を準備する。

POINT

必要物品の準備と注意

- 手指衛生を行い、清潔な場所で準備する。
- 輸液とは異なる場所で準備し、誤接続を防止する。
- 栄養剤の作り置きは禁忌。使用直前に準備する。

必要物品

① 経腸栄養剤
② イルリガードル
③ 経腸栄養ライン
④ カテーテルチップシリンジ(30mL以上)
⑤ 水
⑥ 薬剤(必要時、食前・食後薬)
＊③④は輸液ラインとの誤接続防止機能のある製品を使用

経鼻栄養チューブ挿入後のケアと管理

☞…… 経腸栄養剤は注入前に温める？ 水分と混ぜてよい？

▼ 温めない！ 混ぜない！

- 経腸栄養剤は、常温保存の場合はそのまま、冷蔵保存の場合は常温に戻し、そのまま注入する。
- 水分は栄養剤とは混ぜず、別々に投与する。

経腸栄養剤を温めたり、水分と混ぜることで細菌の繁殖を促す原因となる

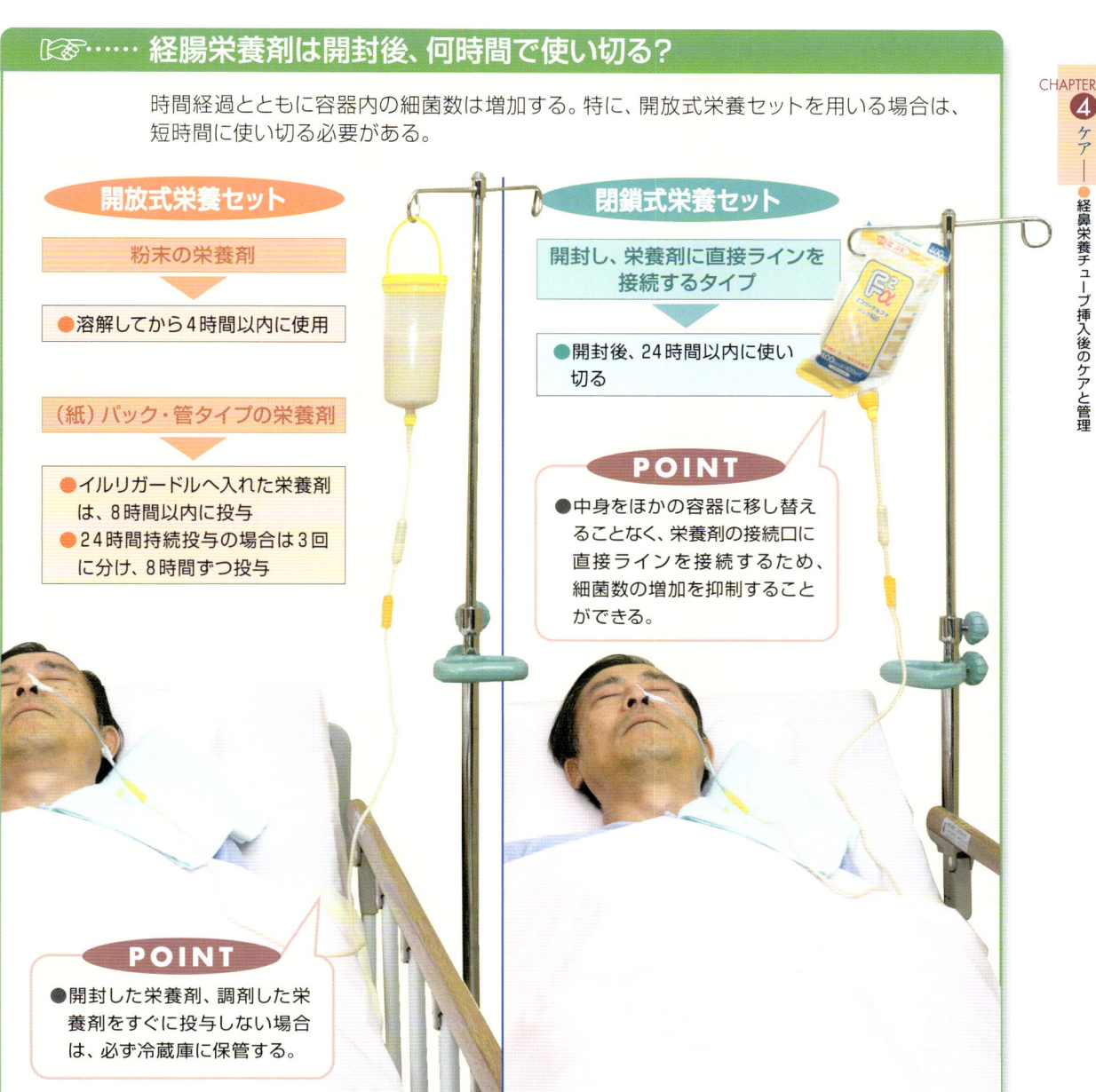

☞…… 経腸栄養剤は開封後、何時間で使い切る？

時間経過とともに容器内の細菌数は増加する。特に、開放式栄養セットを用いる場合は、短時間に使い切る必要がある。

開放式栄養セット

粉末の栄養剤
- 溶解してから4時間以内に使用

(紙)パック・管タイプの栄養剤
- イルリガードルへ入れた栄養剤は、8時間以内に投与
- 24時間持続投与の場合は3回に分け、8時間ずつ投与

POINT
- 開封した栄養剤、調剤した栄養剤をすぐに投与しない場合は、必ず冷蔵庫に保管する。

閉鎖式栄養セット

開封し、栄養剤に直接ラインを接続するタイプ
- 開封後、24時間以内に使い切る

POINT
- 中身をほかの容器に移し替えることなく、栄養剤の接続口に直接ラインを接続するため、細菌数の増加を抑制することができる。

CHAPTER 4

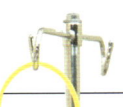

注入前の確認

経鼻栄養チューブが胃内にあることを確認

栄養剤の注入前には、患者確認と説明を行い、体位を整える。さらに、経鼻栄養チューブが胃内にあることを確認し、誤注入・誤嚥を防止する。

❶ 患者の確認を行い、経鼻チューブから栄養剤の注入を行うことを説明する。

患者の体位を整える。可能であれば、患者の上体を30〜45度挙上する。

❷ チューブのマーキングが外鼻孔の位置と一致しており、チューブが逸脱していないことを確認する。

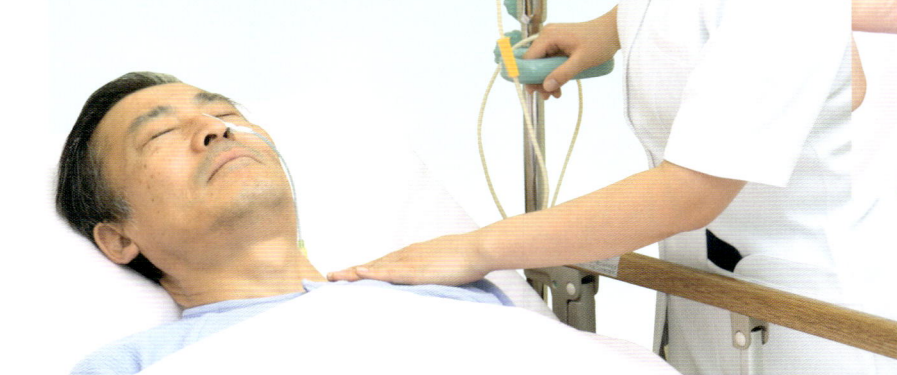

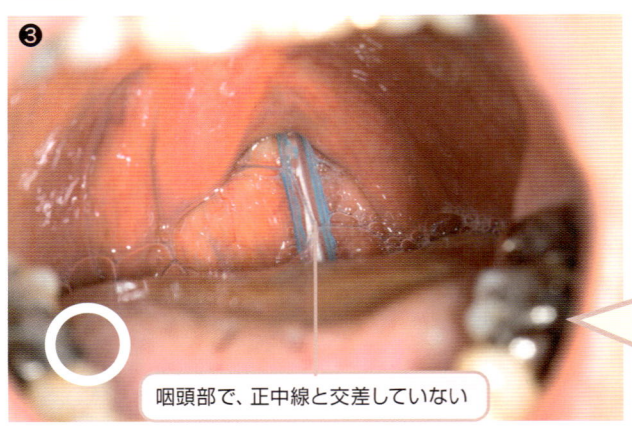

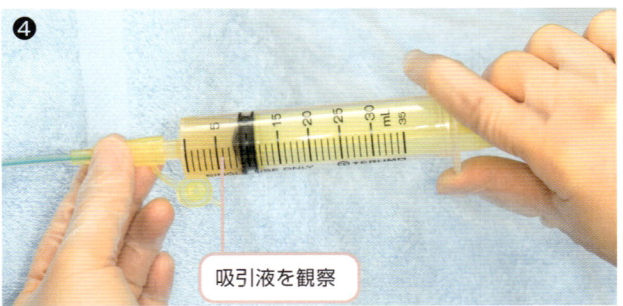

❸ 口腔内でチューブがとぐろを巻いていないことを確認する。

チューブが咽頭部で正中線と交差していないことを確認する。

咽頭部で、正中線と交差していない

POINT

- チューブが口腔内でとぐろを巻いていたり、咽頭部で正中線と交差している場合は、抜去して再挿入を行う。

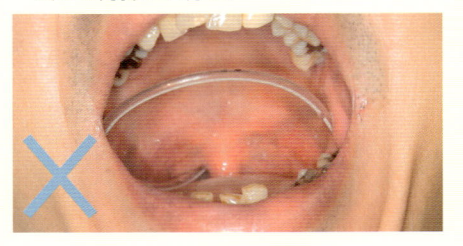

❹ カテーテルチップシリンジを経鼻栄養チューブに接続し、内容液を吸引し、観察する。

吸引液を観察

経鼻栄養チューブ挿入後のケアと管理

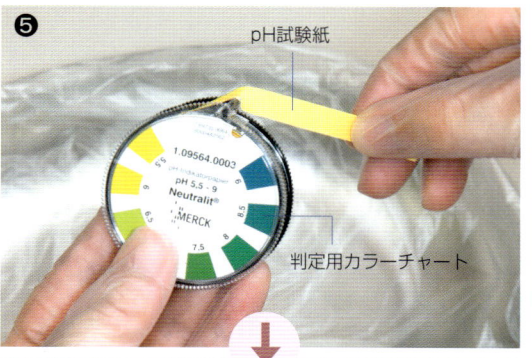

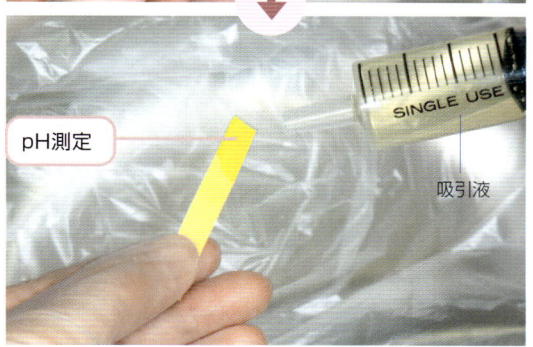

❺ pH試験紙に吸引液を滴下し、pH5.5以下（胃液）であることを確認する。

❺ **pH試験紙** / **判定用カラーチャート** / **pH測定** / **吸引液**

POINT
吸引できない場合
- 内容液を吸引できない場合は、次のように対処する。
  ①患者を側臥位、もしくは半坐位にする
  ②チューブに空気10〜20mLを注入（乳幼児・小児は1〜5mL）
  ③15〜30分待機して、再度試みる（p45参照）

POINT
pH測定は毎回必要？
- チューブ挿入時にX線写真撮影による確認をしている場合は、栄養剤注入前のpH測定は、必ずしも必要ない。チューブのマーキング位置、口腔・咽頭部の観察により、チューブが逸脱していないことを確認する。
- 患者の状態が不穏であったり、チューブ抜去歴がある場合のみ、pH測定を行う。

気泡音の聴取は行わなくてよい？

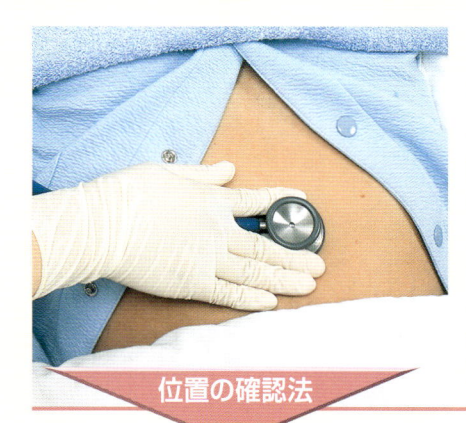

これまでに発生した栄養剤の誤注入による事故を調査すると、注入直前に「気泡音の確認」を行っていたにもかかわらず、事故が起きているケースが多い（p83参照）。チューブが肺に誤挿入されていても、「気泡音」に似た音が聴取される。このため、「気泡音の確認」＝「チューブが胃内にある」とは断言できない。
「チューブの逸脱がないと判断される場合、チューブの先端が喉頭の位置（成人で外鼻孔から10〜15cm）まで戻り、気道内にチューブが迷入することは考えにくい」[1]ことから、気泡音の聴取ではなく、下記の方法によるチューブ位置の確認を推奨する。

位置の確認法
- チューブのマーキング位置の確認。
- 口腔・咽頭部の観察。
- 吸引液の観察と必要時、pH測定。

「気泡音の確認」＝ ✗ ＝「チューブが胃内にある」

胃内残留量が多い場合は？

胃内に、前回の栄養剤が多く残留している場合、そのまま栄養剤を投与すると嘔吐の原因となる。必要に応じ、カテーテルチップシリンジで胃内容物を吸引し、残量を確認する。小児の患者やNICUでは、残量を差し引いて注入する場合がある。

CHAPTER 4

注入時の留意点 誤接続を防止し、適切な速度で注入

栄養剤の注入を開始するにあたっては、栄養ラインと輸液ラインの誤接続を防止すること、滴下速度を適切に管理することが重要である。

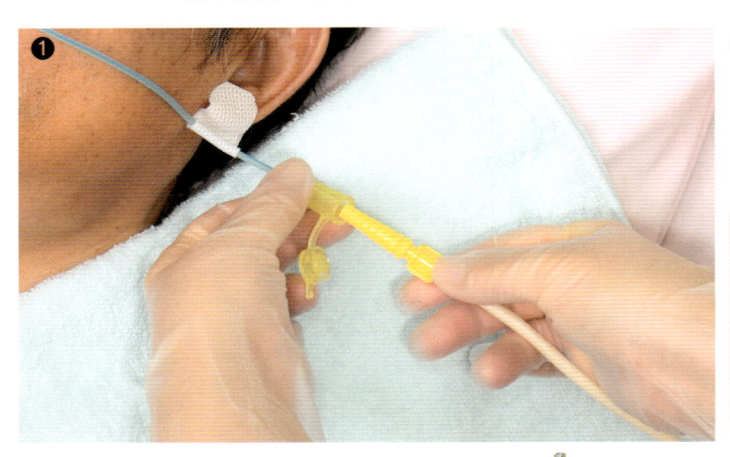

❶ 手指衛生を行い、手袋を装着する。

経鼻栄養チューブに栄養ラインを接続する。

POINT
誤接続の防止
- 輸液と経腸栄養を同時に行う場合は、スタンドの位置を離し、投与ラインが重ならないように注意する。
  例：輸液は頭側、経腸栄養剤は足側
  　：輸液は左側、経腸栄養剤は右側

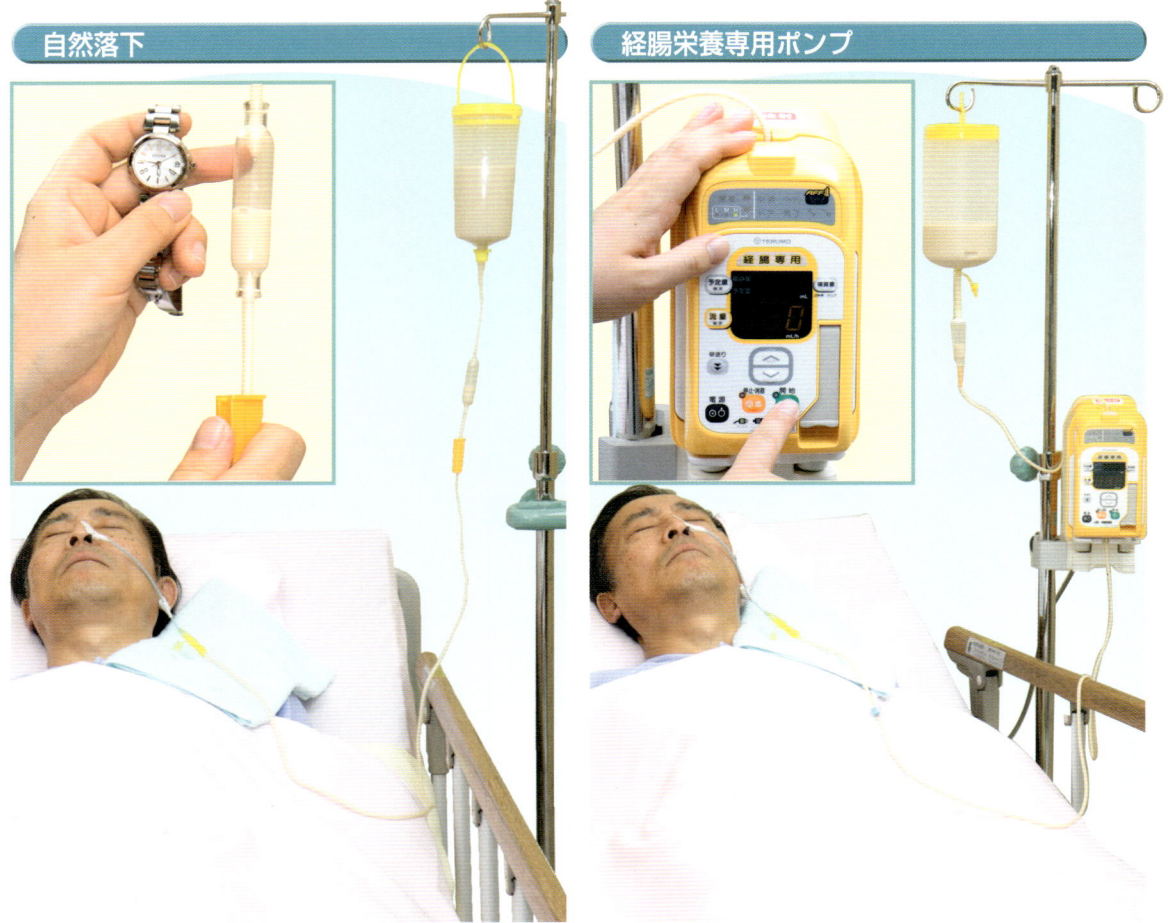

自然落下

経腸栄養専用ポンプ

❷ 滴下速度を調整する。速度は患者の消化・吸収能力に応じて検討する必要がある。
低速度から開始し、徐々に速度を上げていくのが基本であるが、医師の指示、各施設の投与スケジュールに沿って実施する。速度管理は自然落下、もしくは経腸栄養専用ポンプを用いて行う。

経鼻栄養チューブ挿入後のケアと管理

栄養剤注入中の観察ポイント

- 悪心・嘔吐、腹痛・腹部膨満感、下痢の有無
- 顔色
- 呼吸状態、咳嗽の有無、経皮的動脈血酸素飽和度、脈拍数
- 気道分泌物の量

＊消化器症状だけでなく、呼吸状態にも注意！
　誤注入の早期発見につながる

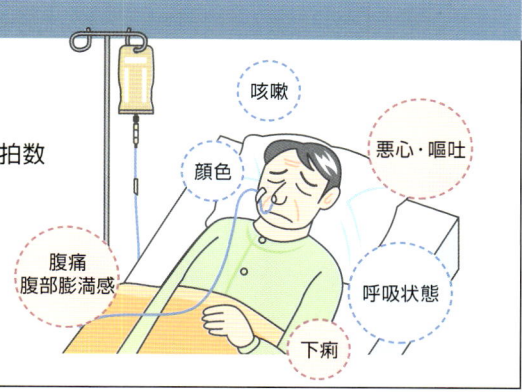

（観察部位：咳嗽、悪心・嘔吐、顔色、腹痛・腹部膨満感、呼吸状態、下痢）

☞……経腸栄養専用ポンプの適応は？

適応

- 投与初期段階（例：完全静脈栄養からの移行期）、厳密な速度管理が必要な場合（例：消化管機能低下、血行動態・代謝が不安定）
- 幽門後投与（チューブ先端が十二指腸・空腸にある）の場合（例：経鼻栄養チューブが原因で誤嚥を繰り返す、胃切除後などで胃内への留置が困難）

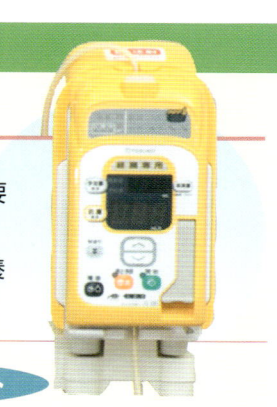

幽門前（胃）ルート
チューブ先端は胃内にある

- 胃の貯留能を利用することができる
  ↓
- 速い速度での投与も可能である
  ↓
- 自然落下による投与
- 経腸栄養専用ポンプを使用した投与

幽門後（十二指腸・空腸）ルート
チューブ先端は小腸上部にある（X線透視下、内視鏡的挿入が多い）

- 胃内での貯留・消化、胃液による殺菌などが行われず、直接、小腸に栄養剤が注入される
  ↓
- 下痢などの消化器症状を起こしやすい
  ↓
- 経腸栄養専用ポンプを使用
- 低速で開始し、徐々に速度を上げて持続投与とする

☞……栄養剤注入中に、チューブが抜けてしまった！

栄養剤注入中にチューブが抜けてしまった場合は、誤嚥性肺炎を起こす危険性を考慮し、下記のポイントに注意し観察を行う。

観察ポイント

- 呼吸状態、肺雑音・咳嗽の有無
- 経皮的動脈血酸素飽和度
- 気道分泌物の量
- 発熱などの炎症徴候

CHAPTER 4

注入終了後

体位を整え、物品の洗浄・消毒

栄養剤の注入が終了したら、患者が上体を挙上した体位を維持できるようにし、物品の片付け、洗浄・消毒を行う。

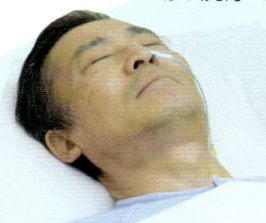

Point.1　上体を挙上して、逆流を防止

- 栄養剤の注入が終了した後も、できるだけ患者の上体を挙上し、栄養剤の逆流を防止する。
- 経鼻栄養チューブを留置している患者は、本来完全に閉じている食道入口部にわずかな隙間ができ、流動性の高い消化液や経腸栄養剤が逆流しやすい。

Point.2　物品の衛生管理が大切

- 栄養剤は栄養と水分が豊富で、細菌が繁殖しやすい。
- 細菌の繁殖した栄養剤は下痢の原因となるため、衛生管理が必要である。
- イルリガードルは24時間ごとに、栄養ラインは毎回、新しいものに交換することが望ましい。

イルリガードルの洗浄・消毒方法

1. 水道水で洗浄し、内部に付着した栄養剤を十分に落とす。
2. 0.01％次亜塩素酸ナトリウムを入れた大きな容器に、イルリガードルを入れ、内部まで消毒液で満たし、約1時間浸す。
3. 水道水で洗浄する。
4. 自然乾燥させる。

👉 経鼻栄養チューブの閉塞を防止するには？

閉塞の原因

- チューブ内に注入した薬剤が残る。
- チューブ先端の栄養剤の中で、腸内細菌が増殖し、栄養剤のpH低下、たんぱく質変性が起こると栄養剤が凝固し、チューブが閉塞する。

簡易懸濁法

- 錠剤を粉砕したり、カプセルを開封したりせず、そのまま、あるいはコーティングに亀裂を入れて約55℃の湯20mLに薬剤を浸す。10分ほどすると、薬剤が自然に崩壊・懸濁する
  ＊簡易懸濁法を行えない薬剤もあるので注意。

→ 溶解した薬剤を投与して、閉塞を防止

フラッシング

- 栄養剤投与・薬剤投与の前後に、カテーテルチップシリンジ（サイズ30mL以上）を用いて、20〜30mLの水でチューブ内をフラッシュする
  ＊小さな注入器でフラッシュすると、注入圧が高くなり、チューブの断裂や破裂を引き起こす可能性があるので注意。
- 持続投与の場合は4〜6時間ごと、成分栄養剤は2〜3回/日、フラッシュする

→ フラッシングにより、閉塞を防止する

経鼻栄養チューブ挿入後のケアと管理

経腸栄養法の基礎知識

経腸栄養法は近年、消化管機能がある患者に幅広く適応され、多種多様な経腸栄養剤が用いられている。
経腸栄養法を安全に正しく行うため、禁忌となる病態、経腸栄養剤の種類と特徴を理解する必要がある。

適応・禁忌 経腸栄養法の適応・禁忌

経腸栄養法は静脈栄養法よりも生理的であること、腸管内に栄養剤が通ることで腸管粘膜の萎縮を防止し、腸管免疫を維持できること、さらに安全性、低コストといった利点から、消化管機能のある患者に幅広く適応されている。
しかし、次にあげるように禁忌となる病態もあるため、適応・禁忌を正しく理解し、安全に実施することが必要である。

経腸栄養法の適応
- 経口摂取が不可能、または不十分、困難であり、かつ投与された栄養剤を消化・吸収できる腸管が一定以上の長さである場合

例：上部消化管通過障害
　　意識障害
　　癌末期
　　炎症性腸疾患　　など

経腸栄養法の禁忌となる病態
- 完全な腸閉塞
- 短腸症候群（残存小腸＜50cm）
- 難治性の下痢
- 難治性の嘔吐
- 高度な消化管出血
- 多臓器不全
- ショック　　など

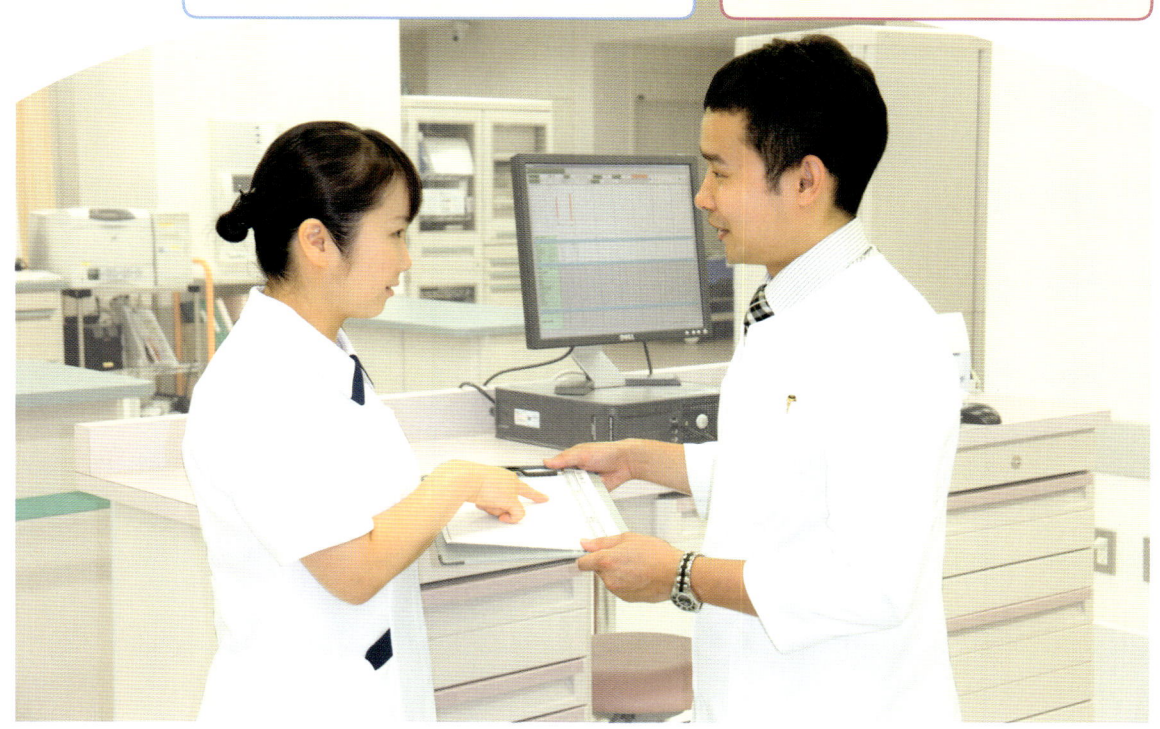

CHAPTER 4

経腸栄養剤は、患者の状態に合わせて選択

経腸栄養剤

経腸栄養剤には、天然食品を原料とした天然濃厚流動食、天然食品を人工的に処理・合成した人工濃厚流動食がある。
さらに、人工濃厚流動食は窒素原（たんぱく質）の分解程度により、成分栄養剤、消化態栄養剤、半消化態栄養剤の3種類に分かれる。

経腸栄養剤の種類と特徴

天然濃厚流動食

- 天然の素材をブレンドし、水分を減らして濃縮。必要な栄養素が含まれ、栄養価が高い。
- 通常の食事と同様の消化・吸収力を必要とするため、消化・吸収機能が正常な患者に使用する。

人工濃厚流動食

- 天然の素材を人工的に処理し、合成。アミノ酸、低分子ペプチド、ビタミン、微量元素を加えている。
- 窒素原の違いにより次の3種類に分類される。

成分栄養剤

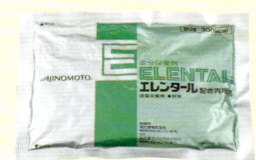

- 窒素原：アミノ酸の形で配合されているため、ほとんど消化・吸収できない状態でも使用できる。
  例：クローン病急性期、短腸症候群、急性膵炎など
- 脂肪の含有量が極めて少ないため、長期投与する場合は必須脂肪酸の欠乏を予防するため、経静脈的に脂肪乳剤を投与する必要がある。

消化態栄養剤

- 窒素原：アミノ酸、ジペプチド、トリペプチドで構成されているため、消化・吸収能が低下している時に適応となる。

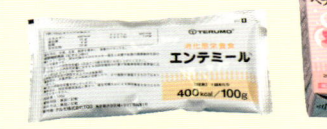

半消化態栄養剤

- 窒素原：たんぱく質が配合されているため、消化・吸収力に問題のない患者に適応となる。
- 脂肪が含まれているため、長期に使用しても必須脂肪酸が欠乏することはない。

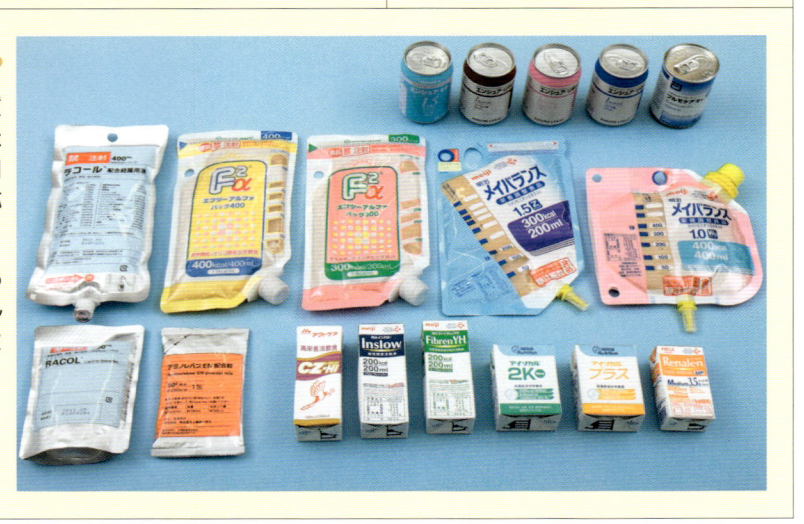

経鼻栄養チューブ挿入後のケアと管理

病状別の栄養剤

呼吸不全用
- 脂肪の含有量が多く、炭水化物が少ないため、二酸化炭素の排出を抑制する。

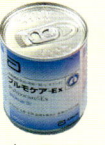

【商品例】プルモケア、インスロー

肝不全用
- 分岐鎖アミノ酸（BCAA）が多く、芳香族アミノ酸（AAA）が少ない。

【商品例】アミノレバンEN ヘパンED

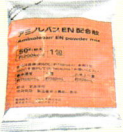

腎不全用
- カリウム、リン、ナトリウム、クロール、カルシウム、マグネシウムなどが制限されている。

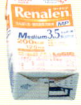

【商品例】リーナレン

耐糖能不全用（糖尿病）
- 炭水化物のエネルギー比を下げる、もしくは吸収を抑制する炭水化物を使用する。一価不飽和脂肪酸を強化、食物繊維を多くしてあり、血糖値の上昇を抑制する。

【商品例】インスロー、グルセルナ

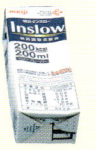

高度侵襲期用（免疫能賦活）
- グルタミン、アルギニン、n-3脂肪酸などを強化することで、生体防御能を賦活し、感染を予防して予後を改善する。

【商品例】インパクト、イムン

☞ 経腸栄養剤の水分含有量は？

経腸栄養剤を1000mL投与した際に投与される水分量は、1000mLではないことを知っておく。

経腸栄養剤に含まれる水分
- 1mL＝1kcalの栄養剤の場合：約85％が水分
- 1mL＝1.5kcalの栄養剤の場合：約80％弱が水分

☞ 経腸栄養剤は医薬品？ 食品？

医薬品扱い
- 人工濃厚流動食
- 成分栄養剤
- 消化態栄養剤
- 半消化態栄養剤

食品扱い
- 天然濃厚流動食
- 半消化態栄養剤

経腸栄養剤には「医薬品扱い」の製品、「食品扱い」の製品がある。
医薬品扱いの栄養剤は医師の処方を必要とし、保険適応となる。
食品扱いの栄養剤は、医師の処方を必要としない。入院中も食事療養費として一部自己負担となり、外来・在宅では全額自己負担となる。

☞ 経腸栄養剤を開始したら下痢に！

経腸栄養剤開始後に下痢が出現した場合は、まず、原因が栄養法にあるのか、それ以外にあるのかを見極める。原因に応じて、対処法を検討することになる。

経腸栄養法に関連する原因
- 注入速度が速い ⇒対処：注入速度を減速
- 増量が早すぎる ⇒対処：慎重に用量を増やしていき、下痢が続く場合は前の用量に戻す
- 乳糖不耐症患者への乳糖含有製剤の投与 ⇒対処：乳糖が含まれない栄養剤を選択
- 栄養剤の中で細菌数が増加 ⇒対処：清潔操作、使用期限・物品の消毒法を守る
- 栄養剤の温度が低い ⇒対処：常温で使用
- 栄養剤の脂肪含有量が多い ⇒対処：脂肪含有量の少ない製品を選択

経腸栄養法以外の原因
- 投薬治療 ⇒例：抗生物質による腸内細菌叢の乱れ
- 感染症
- 長期絶食による腸の萎縮

など

CHAPTER 5 安全

トラブル対応と医療安全全国共同行動

経鼻栄養チューブの挿入・留置に関連した医療事故は発生頻度が高く、死亡事例も後を絶たない。
チューブを挿入・留置した患者に万一、異変が起きた場合は、速やかに誤挿入・誤留置の有無を診断し、適切な対応・処置を行う必要がある。
本章では、経鼻栄養チューブ挿入・留置におけるトラブルへの対応、そして、「医療安全全国共同行動」が推奨する安全対策を紹介する。

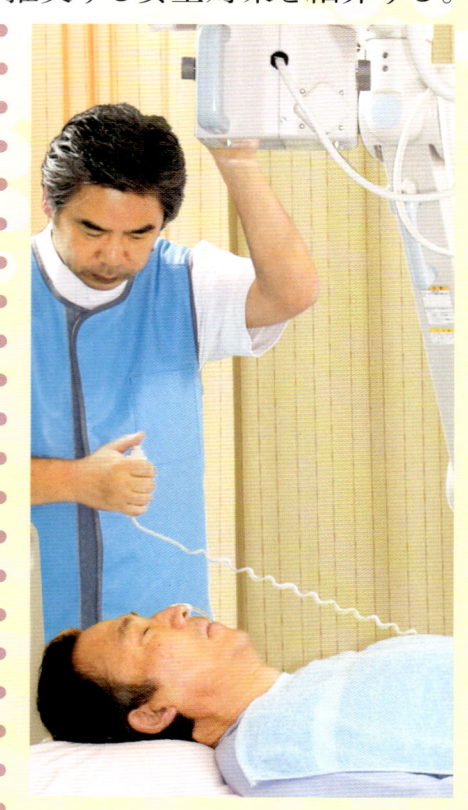

- 誤挿入・誤留置の診断と初期対応、治療
- チューブ誤挿入・誤留置と合併症
- 医療安全全国共同行動
- チューブを安全に挿入・留置するための推奨対策
- 経鼻栄養チューブの誤挿入・誤留置
  - 事故事例とトラブルの分類
  - 速やかな診断、初期対応・治療
  - 危険手技であることの認識
  - 有害事象を防ぐための推奨対策

POINT

- 経鼻栄養チューブの挿入・管理に関連した事故事例を知る
- 経鼻栄養チューブの誤挿入・誤留置、それに伴う合併症について理解する
- 経鼻栄養チューブの誤挿入・誤留置の診断、初期対応、処置・治療を学び、トラブル発生時には速やかに対応する
- 経鼻栄養チューブの挿入・留置に関連した医療事故は頻度が高く、非常に危険な手技であることを認識する
- 経鼻栄養チューブの挿入と位置確認のための推奨対策を理解し、実行する

CHAPTER 5

経鼻栄養チューブ誤留置と合併症

経鼻栄養チューブを挿入・留置する際には、気管・気管支への誤留置、気管・気管支・肺穿孔、食道穿孔などのトラブルが発生する危険性がある。それに伴い肺炎、気胸、縦隔炎、縦隔気腫、縦隔膿瘍、膿胸などの合併症を引き起こす可能性がある。

チューブが誤って留置されたまま放置されたり、栄養剤が注入されると、敗血症やショックなど、さらに重篤な状態となり、生命をおびやかす。

トラブル分類

Trouble.1	気管・気管支内誤留置
Trouble.2	気管・気管支内誤留置と栄養剤注入
Trouble.3	気胸（気管穿孔・気管支穿孔・肺穿孔）の発生
Trouble.4	胸腔内栄養剤注入（nutrothorax[4]）
Trouble.5	食道穿孔、縦隔気腫、縦隔炎
Trouble.6	食道穿孔、縦隔留置・栄養剤注入、縦隔膿瘍

事故事例：経鼻栄養チューブの挿入・交換に関する事故事例

(財)日本医療機能評価機構の医療事故情報収集等事業第6回報告書（平成18年9月）[1]によれば、平成16年10月1日から平成18年6月30日までに、経鼻栄養チューブや胃瘻・腸瘻などに関連した医療事故は29件あり、そのうち経鼻栄養チューブの挿入・交換に関連した事例は9件であった。内訳は、経鼻栄養チューブの初回挿入時に肺・気管へ挿入されたものが3件（うち1件死亡）、チューブ交換時の肺・気管挿入が6件（うち4件は栄養剤注入）である。

この報告書で肺・気管に左右の記載があるものは3件で、うち2件が右側への誤挿入・留置であった。文献的報告[2-7]では全ての事例が右側への誤挿入である。この原因は、右主気管支は左主気管支に比べて角度が少なく、ストレートに分岐しているという解剖学的理由との関連が示唆される。

また、長期留置後の抜去時に食道穿孔を起こした事例も報告されている。これはチューブがドレナージ用のポリ塩化ビニル製であり、長期留置により折れ曲がった状態で硬化し、抜去時に食道を損傷したと推定されている。

気管カニューラが留置され、人工呼吸器管理がされている患者で、栄養チューブが気管支に誤挿入された事例[7]も報告されている。

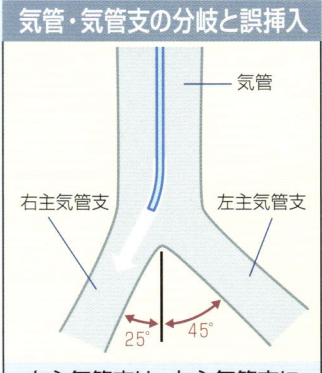

気管・気管支の分岐と誤挿入

右主気管支は、左主気管支に比べて気管からの角度が小さいため、チューブが入りやすい

長期留置により折れ曲がったチューブ

長期間の留置により可塑剤（DEHP）が胃液と反応し、折れ曲がった状態で硬化したと推定される

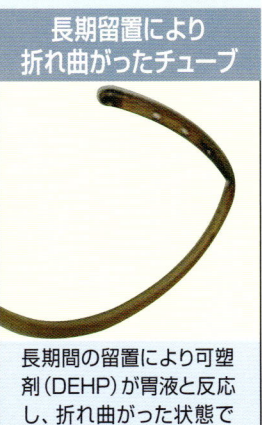

トラブル対応と医療安全全国共同行動

診断・対応　トラブル発生時の診断、初期対応・治療

経鼻栄養チューブを挿入・留置した患者に異変が観察される場合は、主治医に報告。
速やかに誤挿入の有無を診断し、初期対応、処置、治療を行う必要がある。
看護師は救急処置の準備を行う。

Trouble.1　気管・気管支内誤留置

- 経鼻栄養チューブが気管内に誤留置されていることに、栄養剤を注入する前に気付いた！

診断：挿入時の咳嗽、胸部X線写真によりチューブ位置の異常を認める。

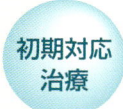

初期対応・治療：直ちにチューブを抜去する。

右気管支内チューブ誤留置の症例／78歳・女性

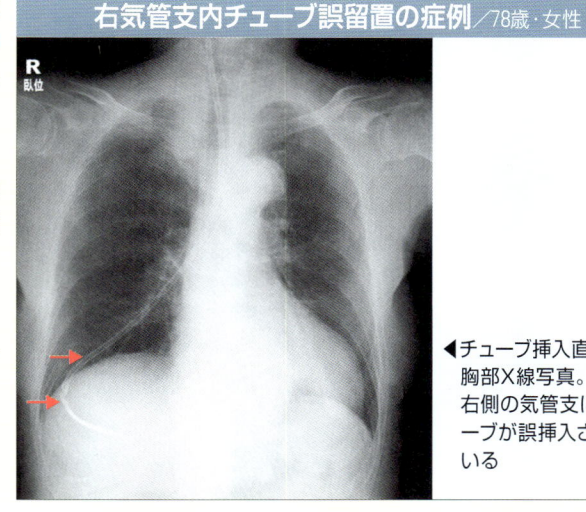

◀チューブ挿入直後の胸部X線写真。右側の気管支にチューブが誤挿入されている

Trouble.2　気管・気管支内誤留置と栄養剤注入

- 経鼻栄養チューブが気管・気管支内に誤留置されていることに気づかず、栄養剤を注入した！

診断：咳嗽、栄養剤の排出、呼吸状態の悪化、胸部X線写真によるチューブ位置の異常、肺浸潤陰影を認める。

初期対応：栄養剤注入を直ちに中止し、酸素を投与する。チューブを開放し先端を下げ、サイフォンの原理に従って可及的に栄養剤をドレナージする。

治療：可能であれば、気管支鏡による栄養剤の吸引除去を行う[6]。
抗生物質を投与し、誤嚥性肺炎に準じた呼吸循環管理、治療を行う。

右気管支内にチューブを誤留置し、栄養剤を注入した症例／82歳・女性

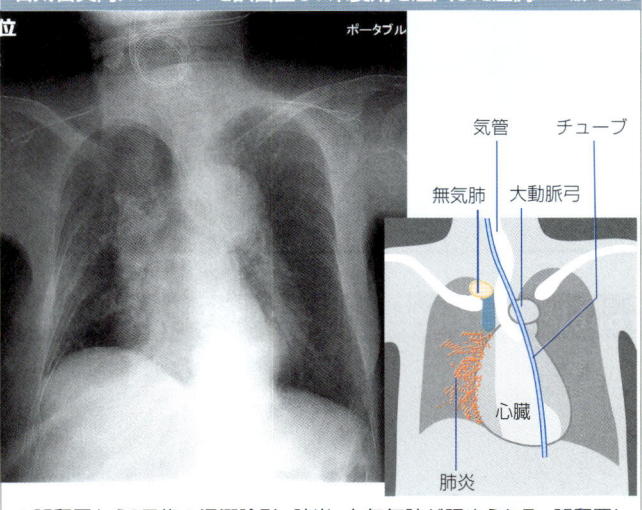

▲誤留置から1日後の浸潤陰影。肺炎・右無気肺が認められる。誤留置したチューブはすでに抜去し、正しい位置にチューブが挿入されている

CHAPTER 5

Trouble.3 気胸（気管穿孔・気管支穿孔・肺穿孔）の発生

気管穿孔、横隔膜穿孔の症例／94歳・女性／留置2日目

- 気管・気管支穿孔、あるいは肺穿孔により気胸が発生！ 栄養剤は投与していない。

診断
咳嗽、呼吸状態の悪化、呼吸音の微弱化などが生じる。胸部X線写真によるチューブ位置の異常、肺の所見として肺虚脱・気胸が認められる。これらの所見がすぐには現れず、時間が経過してから明らかとなることがある。

初期対応
呼吸困難、酸素化の悪化（SpO$_2$、PaO$_2$の低下）が認められる場合は酸素を投与する。気管挿管が必要な場合もある。
胸部X線写真撮影を行い、異常所見があれば直ちにチューブを抜去する。

治療
安静を保ち、気胸に対し穿刺・脱気する。気胸が進行し増悪する場合は、胸腔ドレーンを留置し、持続低圧吸引を行う。

画像ラベル：気胸／チューブによる気管穿孔／右肺／横隔膜／腹腔内／チューブ先端／造影剤／腸骨／胸腔・腹腔に液体

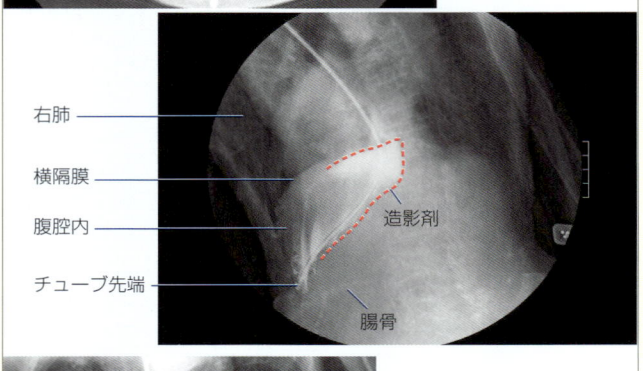

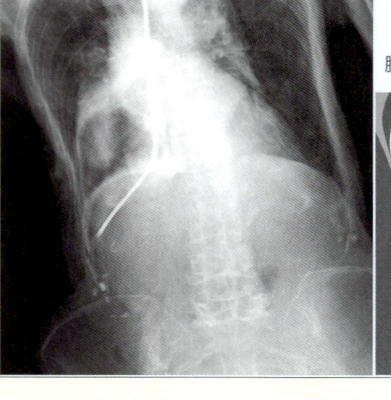

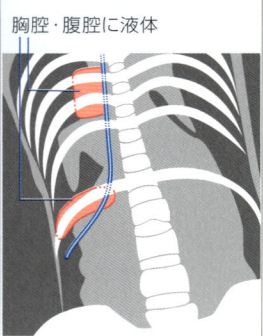

Trouble.4 胸腔内栄養剤注入（気胸、縦隔気腫を合併）

- 気管穿孔・気管支穿孔・肺穿孔により、チューブ先端が胸腔内に留置！ これに気づかず、栄養剤を胸腔内に注入！

診断
咳嗽、発熱、呼吸状態の悪化などが認められる。胸部X線写真で気胸、無気肺、胸水貯留などが認められる。

初期対応
栄養剤の注入を中止。酸素化の悪化（SpO$_2$の低下、PaO$_2$の低下）に対しては酸素投与。胸部X線写真撮影を行い、直ちにチューブを抜去する。

治療
胸腔ドレーンを留置し、持続吸引により胸腔内貯留液を吸引除去する。抗生物質を投与。膿胸に準じた治療を行う。

トラブル対応と医療安全全国共同行動

Trouble.5 食道穿孔、縦隔気腫、縦隔炎

● 食道穿孔により縦隔気腫、縦隔炎が発生！

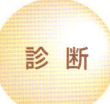

診断
発熱、皮下気腫が認められる。胸部X線写真によりチューブ位置の異常（縦隔内左右変位）、縦隔気腫、皮下気腫が認められる。

初期対応
胸部X線写真を撮影し、直ちにチューブを抜去する。抗生物質を投与し、絶食安静とする。

治療
絶食安静で、抗生物質を投与する。保存的に治癒する場合もあるが、発熱が続いたり、縦隔膿瘍が認められれば、エコーガイド下あるいは手術的に縦隔ドレナージを行う。
縦隔膿瘍が進行する場合は、外科的治療が必要である。

上部消化管内視鏡による食道穿孔の症例
87歳・女性／出血性胃潰瘍

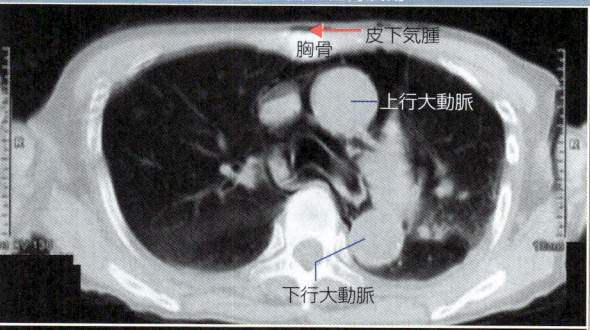

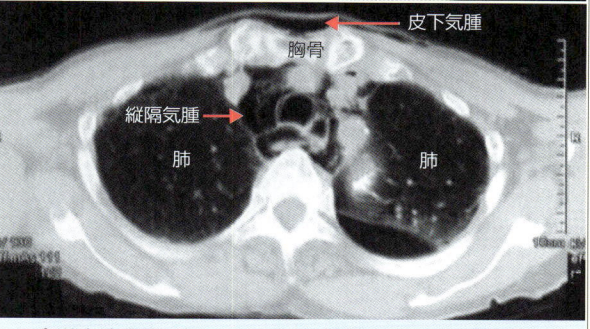

（CT画像：皮下気腫、胸骨、上行大動脈、下行大動脈）

（CT画像：皮下気腫、胸骨、縦隔気腫、肺、肺）
▲食道穿孔直後のCT。皮下気腫、縦隔気腫が認められる

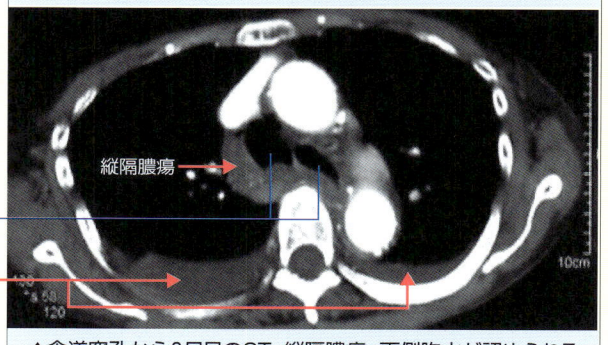

（CT画像：縦隔膿瘍、気管支、胸水）
▲食道穿孔から3日目のCT。縦隔膿瘍、両側胸水が認められる

Trouble.6 食道穿孔、縦隔留置・栄養剤注入、縦隔膿瘍

● 食道穿孔に気づかず、栄養剤を投与！縦隔炎・縦隔膿瘍が発生した！

診断
発熱、皮下気腫、胸部X線写真によるチューブ位置の異常（縦隔内左右変位）、CTで縦隔膿瘍、縦隔気腫、胸水、皮下気腫などが認められる。

初期対応
胸部X線写真撮影を行い、チューブを抜去。抗生物質を投与する。

治療
食道破裂手術に準じた手術を実施。縦隔ドレナージ、胸部食道穿孔部縫合閉鎖、胸部食道切除などを行う。

CHAPTER 5

医療安全全国共同行動

「医療安全全国共同行動」とは、職種や立場の違いを超え、医療者や病院、医療を支える団体・学会・行政・患者・地域社会が一致協力し、総力をあげて医療事故の防止に向けて取り組もうという活動である。
「医療の質・安全学会」が中心となり、2008年5月17日に"キックオフ宣言"がなされ、"いのちをまもるパートナーズ"キャンペーンが開始された。

目的・目標

医療の安全、医療への信頼を確立するために

「医療安全全国共同行動」の目的は、医療の質・安全の向上を目指す取り組みの普及、成果の可視化、医療への信頼の向上である。
患者の安全を守る具体的な9つの行動目標を実現することにより、医療に伴う有害事象を大幅に減らし、これに起因する死亡例がなくなることを目指している。
さらに、医療現場に安全の文化を浸透させ、医療の質・安全を確保し向上させる組織的な基盤づくり、職種や立場を超えた協力体制の確立を目標としている。

医療安全全国共同行動の目的
① 医療の質・安全の向上を目指す取り組みの普及
② 医療の質・安全の向上を目指す取り組みの成果の可視化
③ 医療に対する患者・市民の信頼の向上

医療機関の事業目標
① 安全対策の実施・徹底を通じて、入院中・治療中の可避死を低減する
② 医療現場に安全の文化を浸透させ、医療の質・安全を確保し向上させる組織能力の基盤を作る
③ 職種や立場を超えた協力体制を構築する

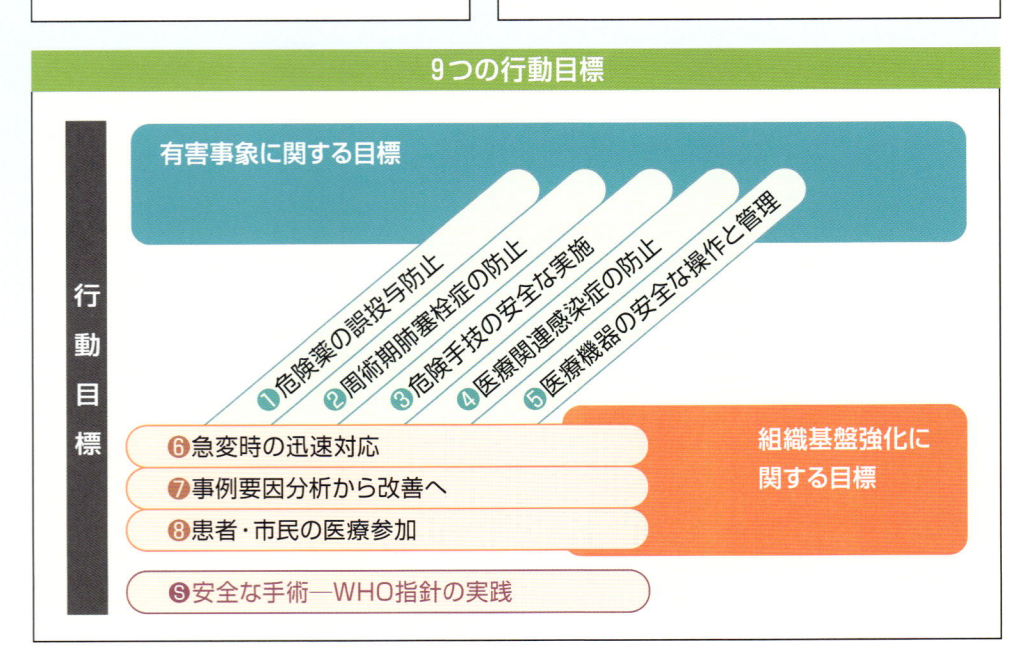

9つの行動目標

有害事象に関する目標
① 危険薬の誤投与防止
② 周術期肺塞栓症の防止
③ 危険手技の安全な実施
④ 医療関連感染症の防止
⑤ 医療機器の安全な操作と管理

組織基盤強化に関する目標
⑥ 急変時の迅速対応
⑦ 事例要因分析から改善へ
⑧ 患者・市民の医療参加

⑨ 安全な手術—WHO指針の実践

行動目標 ③ 危険手技の安全な実施

医療安全全国共同行動の「行動目標3 危険手技の安全な実施」には、(a)経鼻栄養チューブ挿入時の位置確認の徹底 (b)中心静脈カテーテル穿刺挿入手技に関する安全指針の策定と順守があげられている。

(a)については、全国的に事故事例が多く、報道もされ、危険手技として改めて医療界で認識されるようになった経鼻栄養チューブの挿入留置手技に関して、有害事象とこれに起因する死亡を防ぐことが目標として定められた。

日本医療機能評価機構の医療事故情報収集等事業第6回報告書（平成18年9月）[1]によれば、経鼻栄養チューブの挿入・交換に関連する医療事故9件のうち、4件が気泡音の聴診によりチューブの位置確認を行っていた。

このため、【推奨する対策V1】ではpH測定をチューブ位置確認の基準として策定した。しかし、対象となるのは意識障害・嚥下障害のある患者がほとんどであること、胃内容物の採取が困難である現状が報告され、【推奨する対策V2】への改訂が行われた。

(a) 経鼻栄養チューブ挿入時の位置確認の徹底

【目標】 経鼻栄養チューブの挿入留置手技に伴う有害事象とこれに起因する死亡を防ぐ

【推奨する対策V1】 2008年5月〜2009年5月
1. 経鼻栄養チューブ誤挿入のハイリスク患者の識別
2. 聴診法を位置確認の確定判断基準にしない
3. 経鼻栄養チューブの挿入と位置確認のためのマニュアルの策定及び順守
4. pH測定をすべての経鼻栄養チューブ挿入時位置確認の基準に採用する（チャレンジ）
5. 最終確認はX線撮影でチューブ位置確認（チャレンジ）

【推奨する対策V2】 2009年6月改訂
1. 経鼻栄養チューブの挿入と位置確認のためのマニュアルの策定及び順守
2. 空気聴診法を位置確認の確定判断基準にしない
3. 初回挿入留置時は、X線撮影で位置確認を行う
4. pH測定による補強確認を励行する（チャレンジ）（フローチャート参照）

【安全チャレンジ】
1. 挿入時の記録の励行（チューブの種類・挿入長さ・X-P確認者）
2. X線撮影後のチューブ挿入位置確認は放射線技師・医師・看護師で行う

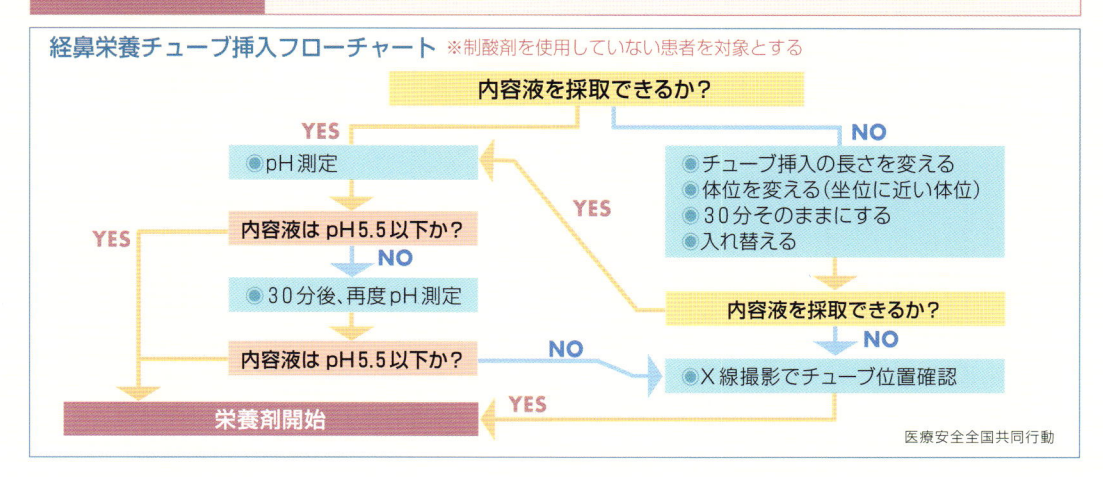

経鼻栄養チューブ挿入フローチャート ※制酸剤を使用していない患者を対象とする

内容液を採取できるか？
- YES → pH測定 → 内容液はpH5.5以下か？
  - YES → 栄養剤開始
  - NO → 30分後、再度pH測定 → 内容液はpH5.5以下か？
    - YES → 栄養剤開始
    - NO → X線撮影でチューブ位置確認
- NO → チューブ挿入の長さを変える／体位を変える（坐位に近い体位）／30分そのままにする／入れ替える → 内容液を採取できるか？
  - YES → pH測定へ戻る
  - NO → X線撮影でチューブ位置確認

医療安全全国共同行動

CHAPTER 5　トラブル対応と医療安全全国共同行動

👉 胃液を確実に吸引するには？

「医療安全全国共同行動」では、経鼻栄養チューブの留置位置の確認方法の1つとして、内容液の吸引とpH測定を励行している。

しかし、「胃液が採取できない」「胃液が引けないため、pH測定ができない」という質問が多く寄せられている。

胃液は物理的に、胃の下部にたまっている状態でないと吸引することができない。正常な胃では、立位により大弯下部に胃液がたまるため、吸引時に患者の上体をできるだけ挙上すること、経鼻栄養チューブの先端を胃液がたまっている位置まで十分に深く挿入することが必要である。

胃液吸引時の留意点

1 ●胃液は、胃の大弯部にたまる。ただし、仰臥位では、胃液がたまらずに分散してしまう

2 ●胃液を吸引するには、患者をセミファウラー位～立位とし、大弯下部に胃液をためる必要がある。

3 ●栄養チューブ先端は、胃液がたまっている大弯下部まで進める。チューブ先端が胃の上部にあると、胃液が吸引できず、空気が吸引される。

胃内視鏡画像
胃の大弯部に、胃液がたまっている状態が観察される

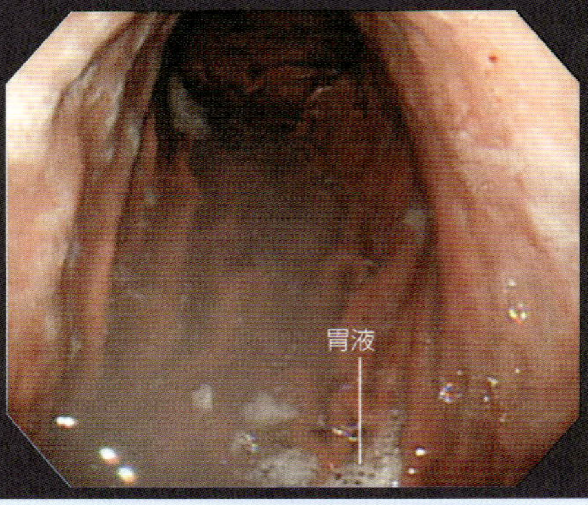

胃造影像（立位）
立位では、バリウムが大弯下部にたまる。同様に、胃液も物理的に大弯下部にたまることが理解できる

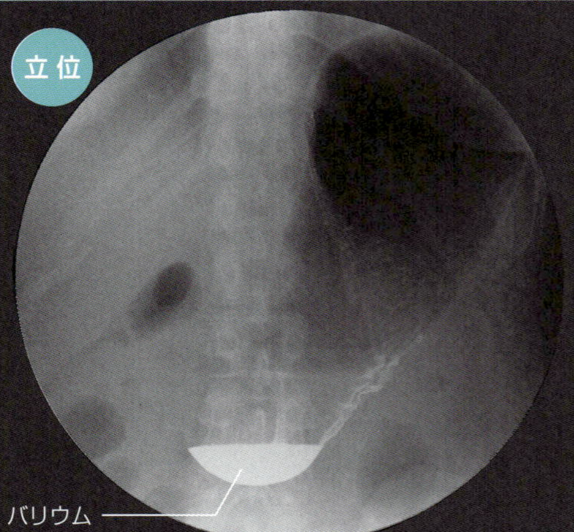

胃X線写真（立位／半坐位）
立位では、胃内の空気が上部に集まることが観察される

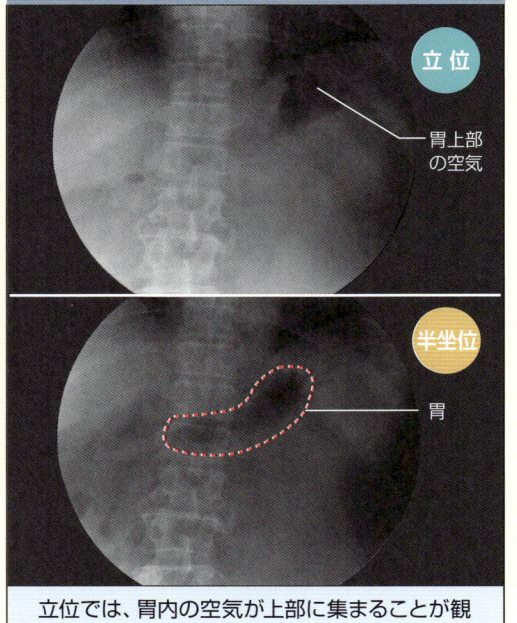

参考文献

写真でわかる
経鼻栄養チューブの挿入と管理
……「医療安全全国共同行動」の推奨対策を実践するために……

CHAPTER ❶ ひと　患者アセスメント

CHAPTER ❷ もの　経鼻栄養チューブの基礎知識

CHAPTER ❸ わざ　経鼻栄養チューブの挿入

1) National Patient Safety Agency:Reducing the harm caused by misplaced nasogastric feeding tubes. Patient Safety Alert 05, 2005.

2) Marderstein EL, Simmons RL, Ochoa JB:Patient safety:Effect of institutional protocols on adverse events related to feeding tube placement in the critically ill. J Am Coll Surg 199(1):39-47, 2004.

3) 嶋森好子:ヒヤリ・ハットや事故事例の分析による医療安全対策ガイドライン作成に関する研究 平成18年度 厚生労働科学研究, 2006.

4) 日本看護協会:経鼻栄養チューブの誤挿入・誤注入事故を防ぐ. 医療・看護安全管理情報 No.8, 2002.

5) 認定病院患者安全推進協議会:アンケート調査報告.経管栄養に関するアンケート. 患者安全推進ジャーナル No.12:83-89, 2006.

6) 片多史明:聴診法確認による経鼻胃管誤挿入割合はどのくらいか?. 医療の質・安全学会第1回学術集会, 2006.

7) 山元恵子監修:経管栄養法. 写真でわかる小児看護技術. p137-145, インターメディカ, 2006.

8) 山元恵子:医療安全全国共同行動8つの行動目標. 小児看護31(10):1431-1433, 2008.

9) 山元恵子:危険手技の安全な実施—リスク評価と位置確認方法の標準化. Japan Medicine No.1352, 2010.

10) 山元恵子:安全な経鼻栄養チューブの挿入を目指して—人・物・技術. 医療の質・安全学会誌5(2):146-148, 2010.

11) Gabriel SA, Ackermann RJ, Castresana MR: A new technique for placement of nasoenteral feeding tubes using external magnetic guidance. Crit Care Med 25(4): p641-645, 1997.

12) Gabriel SA, Ackermann RJ: Placement of nasoenteral feeding tubes using external magnetic guidance. JPEN J Parenter Enteral Nutr 28(2):119-122, 2004.

13) Roberts S, Echeverria P, Gabriel SA:Devices and techniques for bedside enteral feeding tube placement. Nutr Clin Pract 22(4):412-420, 2007.

14) ASPEN Board of Directors and the Clinical Guidelines Task Force: Guidelines for the use of parenteral and enteral nutrition in adult and pediatric patients. JPEN J Parenter Enteral Nutr 26(1), 2002.

15) Zaloga GP：Bedside method for placing small bowel feeding tubes in critically ill patients. A prospective study. Chest 100(6)：1643-1646, 1991.

16) Cohen LD, Alexander DJ, Catto J, Mannion R：Spontaneous transpyloric migration of a ballooned nasojejunal tube：A randomized controlled trial. JPEN J Parenter Enteral Nutr 24(4)：240-243, 2000.

17) NHS National Patient Safety Agency：Advice to the NHS on reducing harm caused by the misplacement of nasogastric feeding tubes.
http://www.npsa.nhs.uk/patientsafety/alerts-and-directives/alerts/nasogastric-feeding-tubes/ (accessed 20 August 2008).

18) Patient Safety Promotion Society of the certified hospitals by Japan Council for Quality Health Care, Advice for Securing insertion of nasogastric feeding tubes(in Japanese),
http://www.psp.jcqhc.or.jp/psp/files/teigen200704051052138.PDF (accessed 20 August 2008).

19) 藤森まり子：経鼻胃経管栄養法における新しい胃チューブ挿入技術としての頸部回旋法. 日本看護技術学会誌4(2)：14-21, 2005.

20) 藤森まり子：経腸栄養法－生理的で低侵襲の栄養法－. 間欠的口腔食道経管栄養法(OE法)による在宅療養患者のQOL向上. 看護技術48(8)：70-75, 2002.

21) 聖隷三方原病院嚥下チーム：嚥下障害ポケットマニュアル 第2版. p207-211, 医歯薬出版, 2003.

CHAPTER 4 ケア 経鼻栄養チューブ挿入後のケアと管理

1) 芳賀克夫, 山内健, 松倉史朗：経鼻栄養胃管気道内誤挿入防止のための指針. 日本医療マネジメント学会雑誌9(2)：359-363, 2008.

2) 田中博美：固定やライン管理の工夫. 特集 重大事故を起こさない！ チューブ・ライン事故抜去を防ぐコツ. Expert nurse25(9)：62-67, 2009.

3) 松尾寿子, 石橋富貴子, 岩谷佳代子：チューブ関連トラブル減少を目指し経鼻チューブ固定のマニュアルを作成. 医療安全7(1)：114-117, 2010.

4) 山本由利子, 松浦信子, 小林和世, ほか：経鼻胃管チューブの固定方法に関する臨床的検討. 医療安全7(3)：66-73, 2010.

5) 藤井秀樹編：消化器外科のドレーン管理. 消化器外科NURSING 春季増刊. p251-252, メディカ出版, 2007.

6) 日本静脈経腸栄養学会編：成人に対する経腸栄養法. コメディカルのための静脈・経腸栄養ガイドライン. 南江堂, 2000.

7) 神奈川県看護協会業務委員会:安全な経鼻栄養チューブ挿入・管理について. ニュースレターNo.2, 2009.

8) 宮澤靖:経腸栄養. 静脈経腸栄養22(4):455-463, 2007.

9) 佐々木雅也編:NSTのための経腸栄養実践テクニック. p39, 照林社, 2007.

10) 伊東七奈子:ゴールは「感染予防対策」「栄養状態の改善」「合併症のないケア」経腸栄養管理の手技を見直そう!. 特集 経腸栄養の"そこが知りたい!". Expert nurse23(15):38-50, 2007.

11) 井上善文:栄養管理のエキスパートになろう!. Expert nurse 25(9):88-93, 2009.

【DVD】
1) 医療安全全国共同行動:経鼻栄養チューブの挿入と管理, 2009.

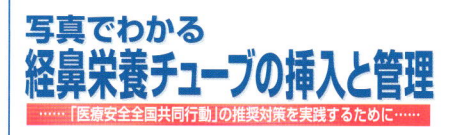

CHAPTER 5 安全 トラブル対応と医療安全全国共同行動

1) 日本医療機能評価機構医療事故防止センター:医療事故情報収集等事業第6回報告書, 2006.

2) 長谷川隆一, 川瀬正樹:「スタイレット付き栄養チューブ」挿入時の肺損傷の危険性. 静脈経腸栄養 22(4):515-519, 2007.

3) Miller KS, Tomlinson JR, Sahn SA:Pleuropulmonary complications of enteral tube feedings. Two reports, review of the literature, and recommendations. Chest 88(2): 230-233, 1985.

4) Haas LE, Tjan DH, van Zanten AR : 'Nutrothorax' due to misplacement of a nasogastric feeding tube. Neth J Med 64(10):385-386, 2006.

5) Fisman DN, Ward ME:Intrapleural placement of a nasogastric tube : An unusual complication of nasotracheal intubation. Can J Anaesth 43(12):1252-1256, 1996.

6) Harris CR, Filandrinos D:Accidental administration of activated charcoal into the lung:Aspiration by proxy. Ann Emerg Med 22(9):1470-1473, 1993.

7) Wang PC, Tseng GY, Yang HB, et al:Inadvertent tracheobronchial placement of feeding tube in a mechanically ventilated patient. J Chin Med Assoc71(7):365-367, 2008.

写真でわかる
経鼻栄養チューブの挿入と管理
……「医療安全全国共同行動」の推奨対策を実践するために……

2011年11月15日　初版第1刷発行
2015年 3月30日　初版第2刷発行

[監　　修]　山元恵子
[発 行 人]　赤土正幸
[発 行 所]　株式会社インターメディカ
　　　　　　〒102-0072　東京都千代田区飯田橋2-14-2
　　　　　　TEL.03-3234-9559　FAX.03-3239-3066
　　　　　　URL　http://www.intermedica.co.jp
[印　　刷]　三報社印刷株式会社

[編　　集]　赤土正明
[デザイン]　安藤千恵（AS）

ISBN978-4-89996-277-9
定価はカバーに表示してあります。